170

Anaesthesiologie und Intensivmedizin
Anaesthesiology
and Intensive Care Medicine

vormals „Anaesthesiologie und Wiederbelebung"
begründet von R. Frey, F. Kern und O. Mayrhofer

Herausgeber:
H. Bergmann · Linz (Schriftleiter)
J. B. Brückner · Berlin   M. Gemperle · Genève
W. F. Henschel · Bremen   O. Mayrhofer · Wien
K. Meßmer · Heidelberg   K. Peter · München

K.-H. Altemeyer

Narkose- und Überwachungssysteme für die Kinderanaesthesie

Experimentelle und klinische
Untersuchungen zur Bewertung
und Neuentwicklung

Mit 59 Abbildungen und 39 Tabellen

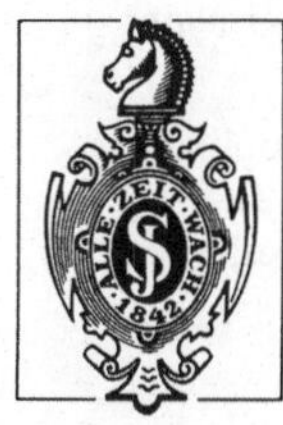

Springer-Verlag
Berlin Heidelberg New York Tokyo

Priv.-Doz. Dr. Karl-Heinz Altemeyer
Zentrum für Anästhesiologie, Universität Ulm, Steinhövelstraße 9,
7900 Ulm

ISBN-13: 978-3-540-15012-1   e-ISBN-13: 978-3-642-70143-6
DOI: 10.1007/978-3-642-70143-6

CIP-Kurztitelaufnahme der Deutschen Bibliothek
Altemeyer, Karl-Heinz: Narkose- und Überwachungssysteme für die
Kinderanaesthesie: experimentelle u. klin. Unters. zur Bewertung u. Neu-
entwicklung / K.-H. Altemeyer — Berlin; Heidelberg; New York; Tokyo:
Springer, 1985
(Anaesthesiologie und Intensivmedizin; 170)

NE: GT

Satz: Elsner & Behrens GmbH, Oftersheim

2119/3140-543210

Vorwort

Die Anästhesie bei Kindern ist trotz der ganz großen Fortschritte, die wir in unserem Fachgebiet in den zurückliegenden Jahren erreichen konnten, ein unterentwickelter Bereich geblieben. Schwerpunkte in dieser speziellen Aufgabenstellung haben sich nur an einigen wenigen Kliniken gebildet, dort wo die Anzahl der anästhesiologisch zu versorgenden Kinder groß genug ist, um entsprechende Erfahrungen in der Praxis zu sammeln, aber auch Forschung betreiben zu können. Nur wenige Anästhesisten wandten sich ausschließlich, insbesondere an Kinderkrankenhäusern, dieser Aufgabe zu. In allen anderen Bereichen muß jeder Anästhesist auch die Anästhesie im Kindesalter sicherstellen.

Pädiater und Anästhesisten weisen immer wieder darauf hin, daß ein Kind nicht die Miniaturausgabe eines Erwachsenen darstellt, daß es also nicht nur anatomische, sondern insbesondere physiologische Besonderheiten gibt, die bei der Auswahl der Anästhesieverfahren, der Durchführung der Narkose, aber auch der Auswahl der Geräte und des Monitorings zu beachten sind.

Mit der Zielsetzung, die Sicherheit für unsere Patienten weiter zu verbessern, hat die Deutsche Gesellschaft für Anästhesiologie und Intensivmedizin Empfehlungen entwickelt, die die Gerätekonstruktion, aber auch die Überwachung betreffen. Dabei stellte sich heraus, daß diese Forderungen bei Verwendung der üblichen Narkosesysteme gerade im Kindesalter nicht zu realisieren waren. Herr Altemeyer, der Pädiater und Anästhesist ist, hat in klinischen und tierexperimentellen Untersuchungen die Frage bearbeitet, welche Narkosesysteme unter welchen Voraussetzungen im Kindesalter anwendbar sind, um die gleiche Sicherheit auch für diese spezielle Gruppe unserer Patienten zu erreichen.

Er hat darüber hinaus Überwachungssysteme getestet und ihre Brauchbarkeit im Kindesalter definiert. Daraus resultieren

1. eine Beurteilung der bisher eingesetzten Narkose- und Überwachungssysteme und
2. Empfehlungen für die Auswahl der Systeme, schließlich
3. Forderungen für neue Entwicklungen an die Industrie.

Jeder an der Anästhesie im Kindesalter Interessierte findet in dieser
Arbeit sowohl wissenschaftliche Informationen als auch klare Hin-
weise für die Praxis. Die hier mitgeteilten Ergebnisse sind insbesondere geeignet, die Sicherheit der Anästhesie im Kindesalter zu verbessern, alleine deswegen wünsche ich dem Buch eine weite Verbreitung.

Ulm, im Februar 1985   F. W. Ahnefeld

Inhaltsverzeichnis

Verzeichnis der verwendeten Geräte

Beatmungsgerät, („UV1"), Dräger
Blutgasgerät BG II, Technicon
Blutgasgerät IL 413, Instrumental Laboratory Systems
Capnograph III, Gould Goddart
Capnolog, Dräger
Capnometer, Hewlett Packard
CO_2-Modul des Sirocust 404, Siemens
Differentialdruckwandler („Pulmostar"), Fenyves
(„Carbogen"), Linde
Erwachsenenendstück, Bird
Erwachsenenkreisteil („Kreisteil 7a"), Dräger
Kindervolumeter s. Volumeter 2000 K
Latexspiralschläuche, Rüsch
Massenspektrometer („Medical Gas Analyser 1100"), Perkin-Elmer
Normocap, Datéx
Paedi-Ventil, Ambu
Respirometer („Typ Haloscale"), FDE Ltd.
Sauerstoffmischer („Oxygen blender"), Bird
Schreiber („TS 2, Typ 2M 18501"), Dräger
Spiroflo-Respirometer, Phoenix Abboflex and Instruments Ltd.
Transoxode, Dräger Hellige
Ulmer Kindernarkoseset, Rüsch
4-Linien-Flachschreiber („Linoscript"), Linseis
Volumenmeßgerät = Spirometer LS 75, Bourns
Volumeter, Dräger
Volumeter 2000 K, Dräger
Widerstandsthermometer = Doppelthermometer, ellab instruments

1 Einleitung

Die Entwicklung der Techniken und Verfahren für die Anästhesie im Kindesalter war zwangsläufig abhängig von der Entwicklung der Kinderchirurgie. Bis zum Jahr 1930 beschränkten
sich operative Eingriffe bei Kindern im wesentlichen auf Tonsillektomien, Adenotomien, Her-
niotomien und Appendektomien, also insgesamt auf die sog. „kleinen" Operationen. Entsprechend „klein" waren auch die Anforderungen an die Anästhesie, da diese Eingriffe ohne weiteres bei erhaltener Spontanatmung möglich waren. Es ist daher nicht verwunderlich, daß die
Äthertropfnarkose über Jahrzehnte *das* Narkoseverfahren der Wahl für das Kindesalter war.
Obwohl nach 1930 zunächst vereinzelt andere Verfahren beschrieben wurden — Ayre [9]
propagierte 1937 die Intubationsnarkose und sein Spülsystem für die operative Korrektur
von Lippen-Kiefer-Gaumen-Spalten, Gross [169] ligierte 1938 zum ersten Mal einen offenen
Ductus arteriosus Botalli unter Überdruckbeatmung mit einem Pendelsystem —, blieb die
Äthertropfnarkose noch über lange Zeit führend. Ihr entscheidender Nachteil bestand jedoch
in der Unmöglichkeit einer Beatmung; die Aufrechterhaltung einer ausreichenden Spontanatmung war daher unabdingbar. Deshalb mußte dieses Narkoseverfahren in dem Augenblick
an seine Grenzen stoßen, als ausgedehnte Oberbaucheingriffe und intrathorakale Operationen — etwa im Rahmen der Ösophagus- oder Herzchirurgie — eine Überdruckbeatmung er-
forderten. Die mit den operativen Eingriffen einhergehenden Anforderungen an die Narkose-
techniken, beginnend am Ende der 30er Jahre, insbesondere ab 1950, machten neue Verfahren zwingend notwendig. Dazu wurden bereits vorhandene Techniken wieder aufgegriffen,
ausgebaut oder neue Entwicklungen in Angriff genommen. Die Publikationen zur Narkosebeatmung und zu Narkosesystemen nahmen bald einen derart breiten Raum ein, daß Smith
1980 [169] etwas resignierend die Situation wie folgt beschrieb:

„A great deal of effort has been expended in the development and analysis of pediatric
breathing systems and has left us with a confusion of theories, papers, and discarded equipment. It may be helpful to retrace some of the steps that led to this situation."

Diese Entwicklungen in ihren einzelnen Schritten für das heutige Verständnis aufzuzeigen ist
deshalb bedeutsam, weil ein großer Teil der auch heute noch kontroversen Diskussion ihren
Ursprung in Vorstellungen hat, die nur aus dieser Entwicklung zu verstehen sind. So sind zum
Beispiel Voraussetzungen, die für die Äthertropfnarkose unter Spontanatmung bestanden,
auf Systeme übertragen worden, die unter assistierter oder kontrollierter Beatmung angewandt ganz andere Aspekte boten.

2 Historische Entwicklung

2.1 Offene Systeme

Offene Narkosesysteme sind dadurch gekennzeichnet, daß der Patient atmosphärische Luft
atmet, zu der Narkosegase oder Narkosedämpfe nur zugemischt werden [177].

2.1.1 Tropfnarkosen

Wie schon erwähnt, war die Tropfnarkose bis 1930 praktisch ausschließlich, im deutschsprachigen Raum bis 1950 noch überwiegend, das am häufigsten angewandte Narkoseverfahren
für Kinder. Als Narkotikum diente hauptsächlich Diäthyläther; die Anwendung von Chloroform, Chloräthyl oder Divinyläther war die Ausnahme. Der Äther wurde zur Narkose auf
eine Maske getropft, wo er verdampfte und so inhaliert werden konnte. Die Masken waren
für Kinder in verschiedenen Größen verfügbar (Abb. 1).

   Als Maskenersatz mußten gelegentlich auch Haushaltsgegenstände herhalten. So empfahlen Irmer und Koss für die Äthertropfnarkose bei Säuglingen ein Kaffeesieb mit einem Durchmesser von 5 cm [93]. Die Auswahl der altersentsprechenden Maskengrößen war deshalb so
wichtig, weil sich unter der Maske ein zu großer Raum bilden konnte, in dem Exspirationsluft verblieb. War die Menge der Exspirationsluft, die dann bei der nächsten Inspiration wie-

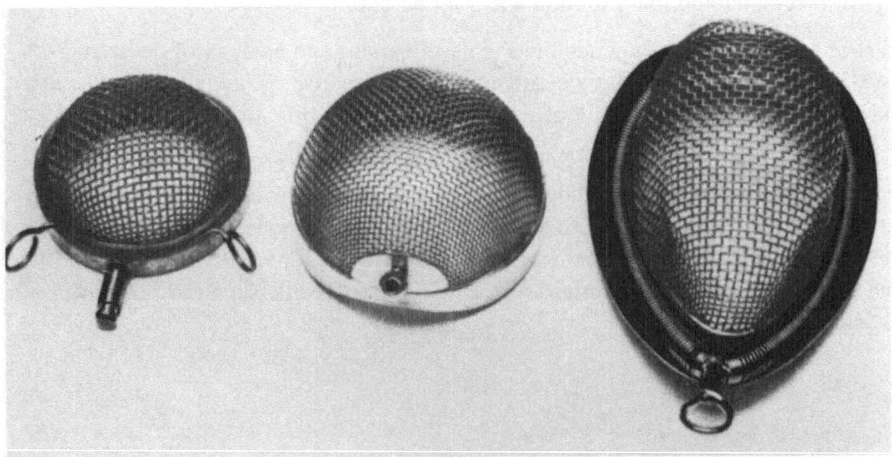

Abb. 1. Masken verschiedener Größen für die Äthertropfnarkose im Kindesalter. (Aus [166])

der eingeatmet (= rückgeatmet) wurde, im Vergleich zum Inspirationsvolumen groß, konnte sich rasch eine Hyperkapnie und eine Hypoxämie entwickeln. Bei Spontanatmung kam daher dem *Totraum* unter der Maske mit der Gefahr der Rückatmung von Exspirationsluft schon für die Äthertropfnarkose ein so großer Stellenwert zu. Um der Gefahr einer Hypoxämie in diesem Rahmen entgegenzuwirken, wurde daher bald routinemäßig Sauerstoff in einer Menge von 2 l/min unter die Maske geleitet. Gleichzeitig erzielte man damit einen Spüleffekt mit verbesserter Auswaschung des CO_2 [93] (Abb. 2).

Für die Präparation der Masken gab es ebenso detaillierte Anweisungen [166]. Je kleiner die Kinder, desto weniger Gazelagen wurden über die Masken gespannt, um den Widerstand, gegen den das Kind bei In- und Exspiration spontan atmen mußte, so niedrig wie möglich zu halten.

Zusammengefaßt waren der *apparative Totraum* und der *Narkosesystemwiderstand* bereits für die Tropfnarkosen im offenen System die entscheidenden Faktoren, um so mehr, als bei dieser Technik eine suffiziente Spontanatmung auf keinen Fall durch gerätebedingte Fehler beeinträchtigt werden durfte.

2.1.2 Insufflationsnarkosen

Eine andere Möglichkeit, Narkosen im offenen System durchzuführen, ist die Insufflationsanästhesie (Abb. 3, 4).

Die volatilen Anästhetika wurden entweder mit einem Winkelstück in den Mund geleitet oder über Nasensonden nasopharyngeal appliziert. Die Sauerstoffzufuhr erfolgte alleine oder in Kombination mit Lachgas über oder durch Äther, spezielle Ätherverdampfer reduzier-

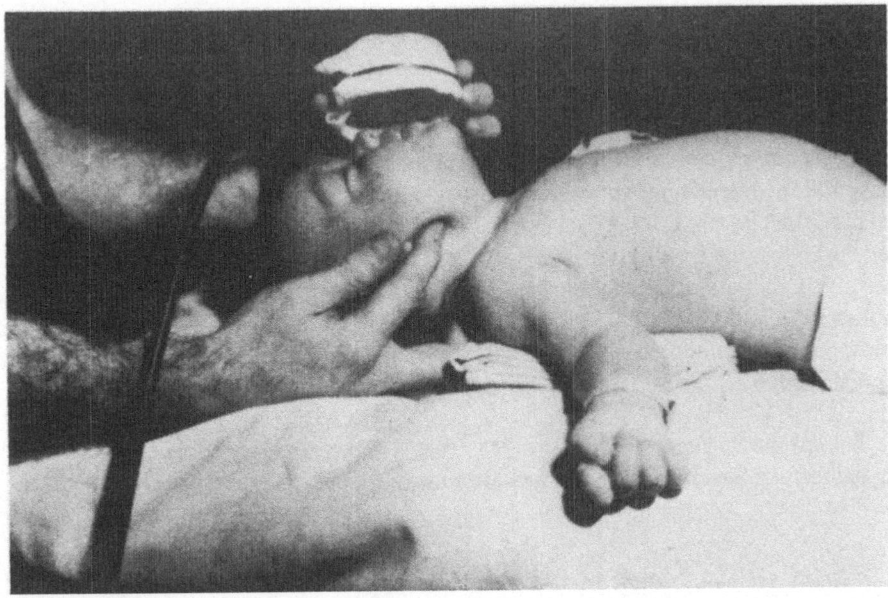

Abb. 2. Tropfnarkose mit Sauerstoffzufuhr beim Säugling. (Aus [166])

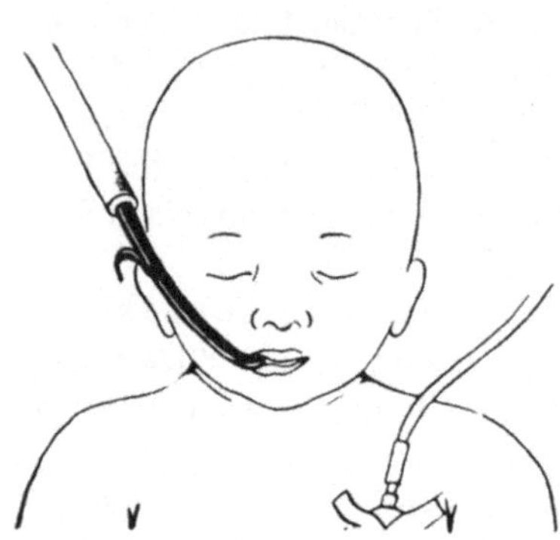

Abb. 3. Oropharyngeale Insufflationsanästhesie. (Aus [104])

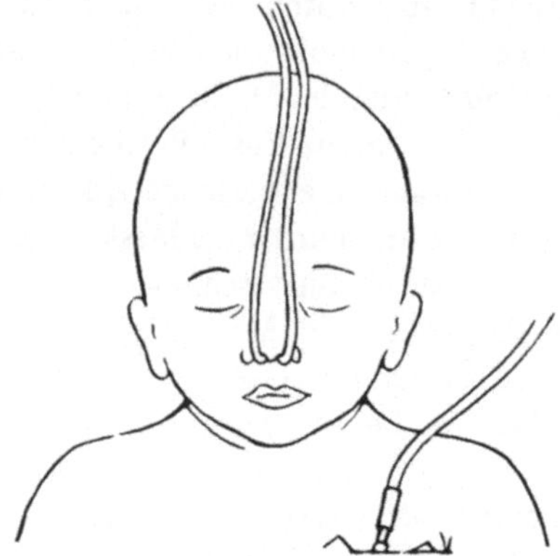

Abb. 4. Nasopharyngeale Insufflationsanästhesie. (Aus [104])

ten später die anfänglichen Schwierigkeiten in der Ätherdosierung. Die Problematik freier
Atemwege, die erforderlichen tiefen Narkosestadien, die unsichere Plazierung der Nasensonden mit der Möglichkeit der Mageninsufflation und andere Nachteile mehr, standen einer weiten Verbreitung dieses Verfahrens im Wege [104]. Während heute die Äthertropfnarkose
allenfalls für Katastrophensituationen diskutabel ist, wird die Insufflationsanästhesie nur noch
in Ausnahmefällen von wenigen Erfahrenen für ganz gezielte Indikationen benutzt, z. B. für
die Laryngoskopie oder auch für kurze operative Eingriffe im Stimmbandbereich. Allerdings
wird dann nicht mehr mit Äther, sondern mit den neueren Inhalationsanästhetika Halothan
oder Ethrane gearbeitet. Als Routinemethode ist dieses Narkoseverfahren obsolet.

2.2 Halboffene Systeme

Im Gegensatz zu den offenen Systemen sollten bei den halboffenen Systemen die In- und
Exspiration voneinander getrennt sein, so daß keine Rückatmung von Exspirationsluft während der Inspiration erfolgt. Dabei wird Frischgas über eine gesonderte Leitung dem Patienten zugeführt, die Exspirationsluft entweicht über einen anderen Weg. Das geschieht entweder durch ein patientennahes Nichtrückatmungsventil nach außen oder über einen Exspirationsschlauch, durch den die Exspirationsluft mit Hilfe des Frischgasflusses so ausgespült
wird, daß während der Inspiration ausschließlich Frischgas eingeatmet werden kann. Man
unterscheidet demnach 2 Formen von halboffenen Systemen [20, 21, 87, 177]:

1. halboffene Spülgassysteme,
2. halboffene Systeme mit Nichtrückatmungsventilen.

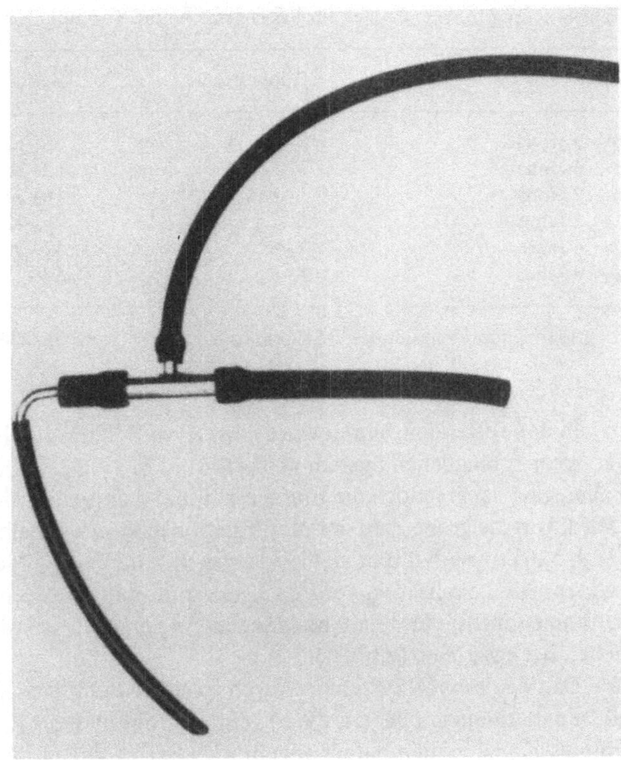

Abb. 5. Original Ayre-T-Stück.
(Aus [169])

2.2.1 Halboffene Spülgassysteme

Von den 2 Variationen der halboffenen Systeme haben die Spülgassysteme in der Kinderanästhesie die weiteste Verbreitung erlangt. Seit der Erstbeschreibung im Jahr 1937 durch
Ayre [9, 10] gehören sie auch heute noch, 45 Jahre später, für das Säuglings- und Kleinkindesalter zu den Systemen, die am häufigsten eingesetzt werden. Das Verfahren, das Ayre
zunächst für Schädeloperationen bei Erwachsenen [10] und wenig später auch für die Narkose bei Säuglingen mit Lippen-Kiefer-Gaumen-Spalten beschrieb [9], war denkbar einfach
und leitete sich von dem bereits bekannten Magill-Narkosesystem ab [117].

Bei einem T-Stück aus Metall diente der 1. Schenkel als Zufuhr für Sauerstoff und Äther,
der 2. Schenkel führte über einen gebogenen Metallkonnektor zum Tubus des Patienten, der
3. Schenkel, verlängert um einen Schlauch von rund 25 cm Länge, diente als Exspirationsöffnung (Abb. 5). Wie bei den Tropfnarkosen im offenen System wurde auch das T-Stück zunächst ausschließlich bei erhaltener Spontanatmung angewandt. Gegenüber dem Magill-System
war es einfacher zu handhaben, v. a. bei Operationen im Kopfbereich, und bot, weil es ventil-
los war, weniger Fehlermöglichkeiten. Der Gasfluß, der für dieses System erforderlich war,
wurde von Ayre zunächst mit 1,5—2 l/min angegeben, dabei sollte das Ausmaß der Rückatmung bei Säuglingen durch die Reduzierung des Volumens im Exspirationsschlauch erreicht
werden. Rückatmungsvolumina von 5—10 ml hielt er bei Säuglingen für tolerabel. In einem
späteren Überblick [11] hat Ayre diese Empfehlung zum Frischgasfluß und zum Totraum re-
vidiert (Tabelle 1).

Tabelle 1. Empfohlene Größen für Frischgasflow und Totraum.[a] (Aus Ayre [11]

Alter	[Flow/min]	Volumen des Exspirationsschlauches [ml]
0— 3 Monate	3—4	6—12
3— 6 Monate	4—5	12—18
6—12 Monate	5—6	18—24
1— 2 Jahre	6—7	24—42
2— 4 Jahre	7—8	42—60
4— 8 Jahre	8—9	60—72

[a] Die Innendurchmesser des T-Stückes und des Reservoirschlauches sollten dabei 1 cm betragen

In den folgenden Jahren wurde das Ayre-T-Stück durch eine große Zahl von Veränderungen am ursprünglichen System variiert [17, 26, 27, 32, 52, 78, 106, 125, 136, 185]. In vielen Fällen ging dabei jedoch die Einfachheit und damit auch die Sicherheit des Systems verloren [168]. Um die große Zahl der Modifikationen besser klassifizieren zu können, haben Mapleson [119, 120] sowie Willis et al. [195] versucht, die Vielzahl der Variationen in ein System einzuordnen. Die Lokalisation der Frischgaszufuhr und das Vorhandensein oder Fehlen eines Exspirationsventils, eines Faltenschlauches und eines Reservoirbeutels waren dabei die wesentlichen Bezugsgrößen (Abb. 6).

Das Mapleson-A-System ist durch folgende Punkte charakterisiert: Das Exspirationsventil ist patientennah plaziert, die Frischgaszufuhr und der Reservoirbeutel sind durch einen Faltenschlauch patientenfern angebracht. Bei Spontanatmung muß in diesem System die

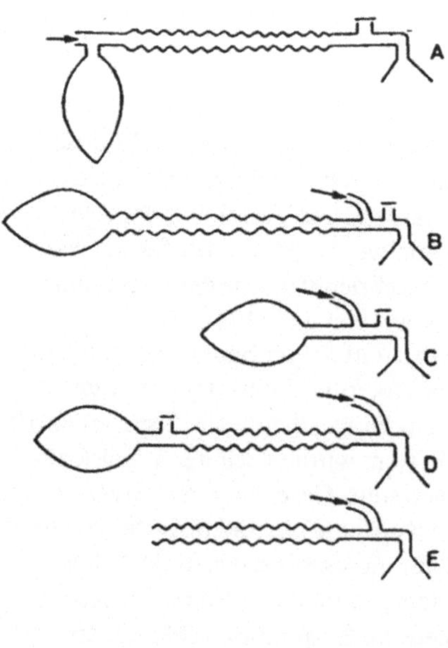
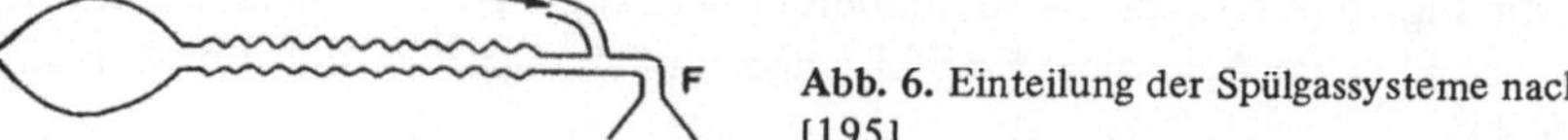

Abb. 6. Einteilung der Spülgassysteme nach Willis et al. [195]

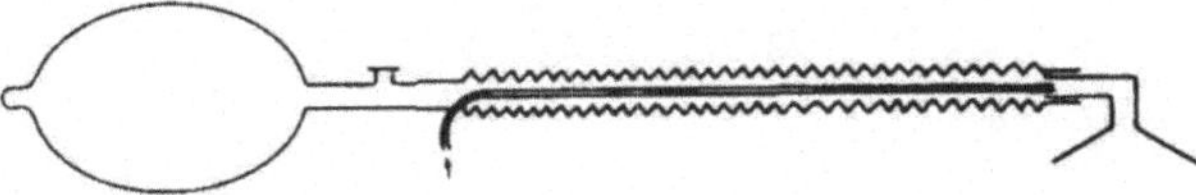

Frischgaszufuhr in der Höhe des Atemminutenvolumens liegen, um eine Rückatmung zu verhindern. Zu dieser Feststellung kam schon Mapleson [119] aufgrund theoretischer Überlegungen, experimentelle Untersuchungen von Woolmer u. Lind [198] und Braken et al. [25] sowie klinische Befunde von Davies et al. [44], Waters et al. [188], Lowe [114] und Kain u. Nunn [96] haben diese Angaben bestätigt. Der Hauptvertreter in der Mapleson-A-Gruppe war das Magill-System, das bis zum Ende der 60er Jahre in England weit verbreitet war und das, obwohl Magill selbst schon 1967 bekannte, daß er sein System nicht mehr anwenden würde, weil inzwischen bessere zur Verfügung ständen [95].

Die niedrigen Angaben zum Frischgasfluß für das Mapleson-A-System haben nur für die *Spontanatmung* ihre Gültigkeit. Eine intermittierende Überdruckbeatmung verändert die Charakteristik dieses Systems vollständig. Darauf hatte schon Sykes 1959 hingewiesen [179a]. Für die *Beatmung* sind bei diesem System wesentlich höhere Frischgasmengen erforderlich [126, 180], so daß das Mapleson-A-System für eine intermittierende Überdruckbeatmung weniger geeignet ist [188].

Systeme vom Mapleson-B- und -C-Typ haben ein patientennahes Exspirationsventil, eine ebenfalls patientennahe Frischgaszufuhr und einen Reservoirbeutel. Beide Varianten unterscheiden sich lediglich durch das Vorhandensein oder Fehlen eines Faltenschlauches. Nach Mapleson [119] muß bei diesem System die Frischgaszufuhr mindestens das 2fache des Atemminutenvolumens betragen, um eine Rückatmung zu verhindern.

Das Mapleson-D-System hat eine patientennahe Frischgaszufuhr, das Exspirationsventil und der Reservoirbeutel sind durch einen Faltenschlauch davon getrennt und patientenfern angebracht. Von der Konstruktion her gehört in diese Gruppe das Bain-System [13] (Abb. 7).

Systeme vom Mapleson-E-Typ haben eine patientennahe Frischgaszufuhr und einen Exspirationsschlauch wechselnder Länge. Reservoirbeutel und Exspirationsventil fehlen. In diese Gruppe gehört das ursprüngliche Ayre-T-Stück.

Die Systeme der Mapleson-F-Gruppe nach der neueren Einteilung von Willis et al. [195] haben primär die gleiche Anordnung wie die E-Gruppe, zusätzlich ist aber noch ein offener Reservoirbeutel an das Ende des Faltenschlauches gesetzt worden (Abb. 8). Das Jackson-Rees-System [149], das v. a. in England weit verbreitet ist, und das Kuhn-System [54, 102], das hauptsächlich im deutschsprachigen Raum eingesetzt wird, gehören in diese Gruppe.

Das zentrale Problem für die D-, E- und F-Systeme ist, wie auch schon für die anderen Mapleson-Varianten, die Höhe des Frischgasflusses im Hinblick auf eine mögliche Rückatmung. Experimentelle Untersuchungen von Inkster 1956 [92] führten zu der Empfehlung, für alle Variationen des T-Stückes, Frischgasmengen in Höhe des $2^{1}/_{2}$ fachen des Atemminutenvolumens zu verwenden. Onchi et al. [132] errechneten mit einer sehr aufwendigen Formel [169] einen Wert von 3,14, mit dem das Atemminutenvolumen multipliziert werden sollte. Mapleson [120] legte für ein Atemzeitverhältnis von 1:1 zwischen In- und Exspiration und für eine rechtwinklige Atemkurve das 2fache des Atemminutenvolumens fest, für ein Atemzeitverhältnis von 1:2 sogar das 3fache des Atemminutenvolumens.

Harrison wies 1964 [78] auf die eigentlich entscheidende Tatsache hin, daß grundsätzlich eine Rückatmung immer nur dann verhindert werden kann, wenn der Frischgasstrom

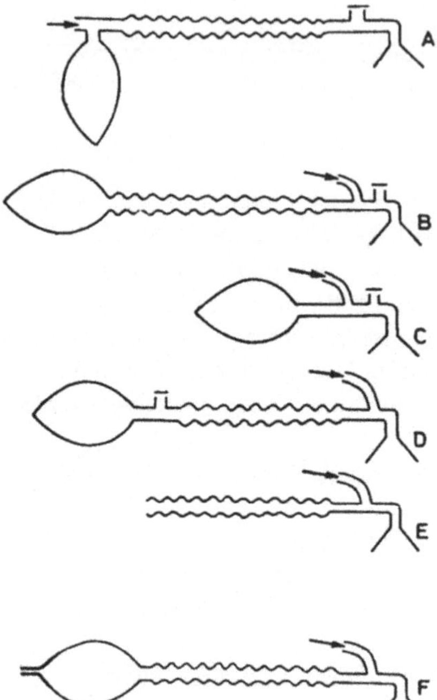

Abb. 8. Einteilung der Spülgassysteme nach Willis et al.
[195]

gleich oder größer ist als die maximale Inspirationsstromstärke. Da es jedoch zwischen diesem Wert und dem Atemminutenvolumen keine feste Beziehung gibt, müssen alle Empfehlungen, die sich auf das Atemminutenvolumen beziehen, ungenau bleiben. Hier liegt auch der eigentliche Grund für die Diskrepanz der Angaben der verschiedenen Autoren. In der Praxis hat sich aber, trotz dieser Einschränkung, für die Systeme vom Mapleson-D-, -E-, und -F-Typ die Empfehlung durchgesetzt, mit einer Frischgasmenge in Höhe des 2- bis 3fachen des Atemminutenvolumens eine klinisch relevante Rückatmung verhindern zu können.

Die wesentlichen Modifikationen des Ayre-T-Stückes, die auch heute noch in der Kinderanästhesie in großem Umfang eingesetzt werden, gehören in die Mapleson-D- und -F-Gruppe. Wie bereits erwähnt, sind das einmal das Jackson-Rees- und Kuhn-System als Vertreter der F-Gruppe und das Bain-System als Vertreter der D-Gruppe. Bei diesen Modifikationen ist die Einfachheit und damit auch die Sicherheit der T-Stück-Technik nur unwesentlich verändert worden. Deshalb ist auch verständlich, daß diese Systeme sich nach wie vor in der Kinderanästhesie großer Beliebtheit erfreuen.

Jackson-Rees-System

Rees hat 1950 [149] das Ayre-T-Stück dadurch verändert, daß er den Exspirationsschlauch deutlich verlängerte, so daß das Volumen darin jetzt größer wurde als das Atemzugvolumen der Kinder. An das Ende des Faltenschlauches wurde ein offener, geschwänzter Beutel gesetzt, das Volumen dieses Reservoirbeutels betrug 0,5 l (Abb. 9). Bei Spontanatmung war das System dem T-Stück vergleichbar, eine assistierte oder kontrollierte Beatmung erreichte man dadurch, daß das offene Ende des Beutels mit Daumen und Zeigefinger verschlossen wurde, um dann mit der Hand den Beutel komprimieren zu können (Abb. 10).

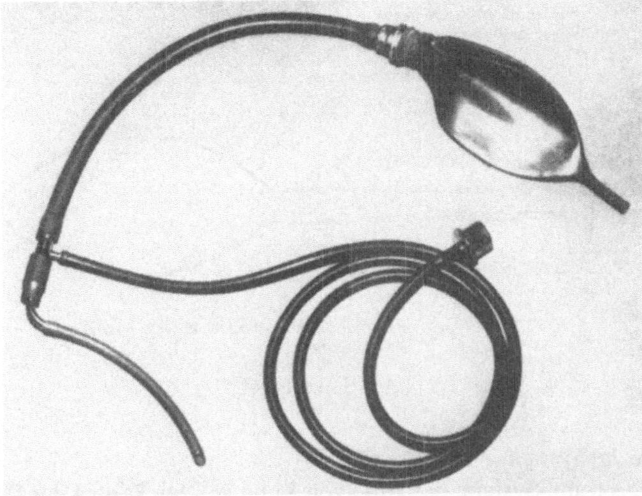

Abb. 9. Jackson-Rees-System.
(Aus [196])

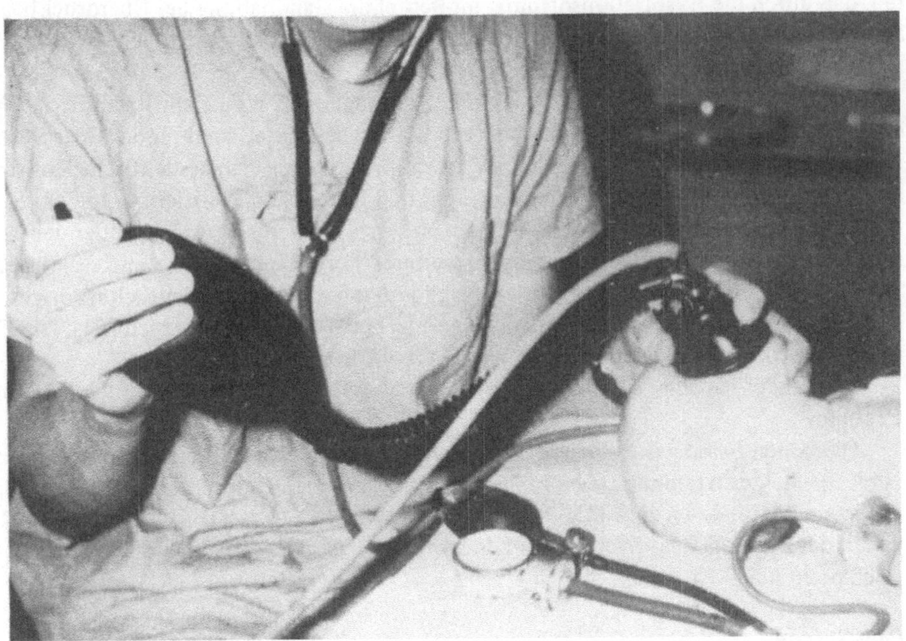

Abb. 10. Manuelle Beatmung mit dem Jackson-Rees-System. (Aus [166])

Da, wie bereits oben erwähnt, der Frischgasfluß das 2- bis 3fache des Atemminutenvolumens betragen muß, um eine Rückatmung zu verhindern, ist dieses System bei großen Kindern, d. h. bei einem Gewicht von mehr als 20 kg, nicht mehr praktikabel.

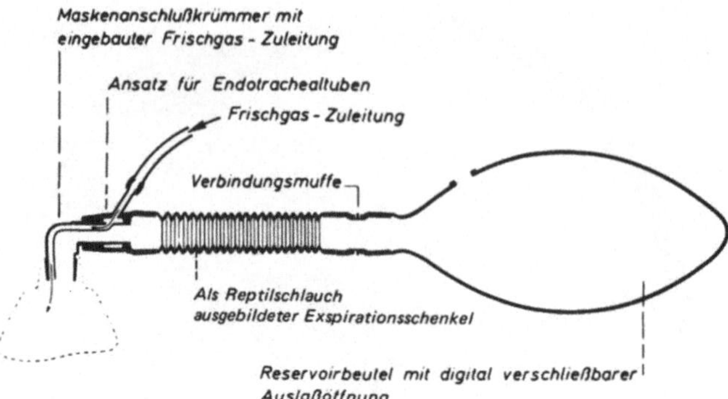

Abb. 11. Funktionsschema des Kuhn-Systems. (Aus [177])

Kuhn-System

Das Kuhn-System, das 1964 von Kuhn auf der Tagung der Deutschen Gesellschaft für Anästhesie erstmals vorgestellt wurde [102], bot gegenüber dem Jackson-Rees-System den Vorteil, daß durch die Exspirationsöffnung im Beutel die Handhabung bei Überdruckbeatmung deutlich vereinfacht wurde. Ebenso wurden Nachteile des Jackson-Rees-Systems im Hinblick auf den apparativen Totraum vermieden (Abb. 11).

Durch die spezielle Führung der Frischgasleitung in das Winkelstück wurde der Totraum erheblich verkleinert. Diese technische Verbesserung ist später auch für das Rees-System übernommen worden, das Keats- oder auch Hustead-Winkelstück haben identische Konstruktionsmerkmale [166, 175]. Ausführlich untersucht und näher charakterisiert wurde das Kuhn-System erst 1967 durch Droh [54]. Bei diesen Untersuchungen zeigte sich, außer der Reduzierung des apparativen Totraumes noch ein weiterer Vorteil gegenüber dem Rees-System. Der Strömungswiderstand des Kuhn-Systems lag in höheren Bereichen deutlich niedriger, d. h., dieses System setzt der Exspiration einen geringeren Widerstand entgegen [54]. Die Frischgasmengen für dieses System wurden von Droh wie folgt festgelegt:

Für Kinder bis zum 2. Lebensjahr zwischen 6 und 9 l/min, bei älteren Kindern bis 12 l/min.

Die hohen Frischgasmengen, die bei großen Kindern erforderlich wären, wenn man das 2- bis 3fache des Atemminutenvolumens entsprechend den Empfehlungen für ein Mapleson-F-System zugrunde legen würde, bringen es mit sich, daß auch das Kuhn-System, ebenso wie schon das Jackson-Rees-System, bei Kindern mit einem Gewicht von mehr als 20 kg kaum noch praktikabel ist.

Bain-System

Mit der Entwicklung des Bain-Systems im Jahre 1972 [13] wurde die Diskussion um die Problematik der Spülgassysteme erneut entfacht [1, 12, 13, 14, 15, 16, 31, 40, 50, 68, 73, 85, 86, 99, 103, 122, 131, 142, 143, 144, 147, 156, 157, 170, 171, 172, 173].

Von der Grundidee war dabei das Bain-System eigentlich nichts neues. Die koaxiale Führung des Frischgasschlauches im Exspirationsschlauch war schon im System von Macintosh u. Pask [115] realisiert worden. Andere prinzipielle Unterscheidungsmerkmale zum Jackson-Rees- oder Kuhn-System bestanden ebenfalls nicht (Abb. 12). Die Vorteile dieses Systems lagen aber im Gegensatz zu den beiden anderen in der guten Handhabung und in der relativ einfachen Lösung, überschüssige Narkosegase ableiten zu können. Diese Möglichkeit wurde

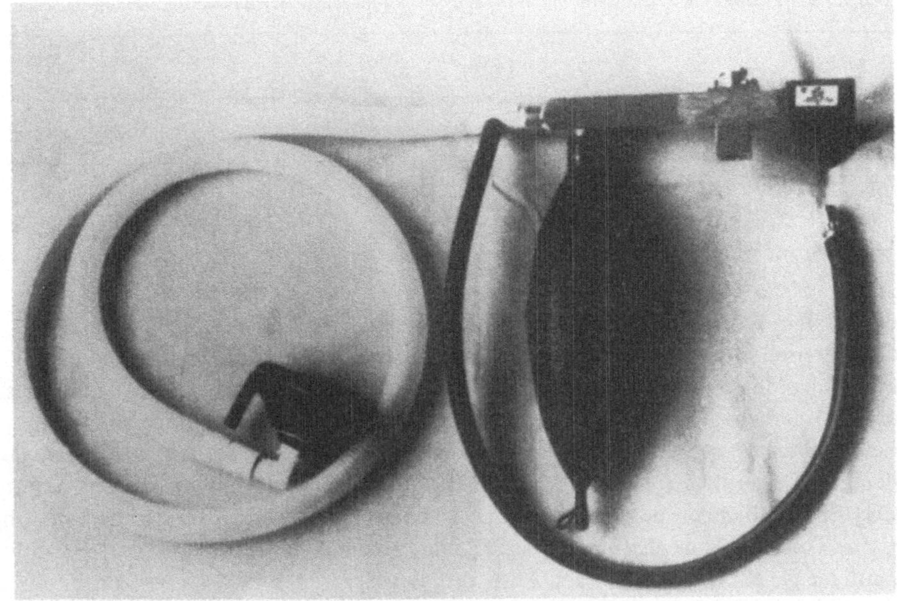

Abb. 12. Bain-System. (Aus [169])

hier zum ersten Mal für ein Spülgassystem angeboten. Ein weiterer Vorteil dieses Systems sollte nach der Meinung von Bain u. Spoerel [13] darin liegen, daß es für alle Altersstufen, also für Kinder und Erwachsene, zu gebrauchen sei. Anfängliche Fehlermöglichkeiten, wie das unbemerkte Abknicken oder Abrutschen des Frischgasschlauches, konnten zu gefährlichen Komplikationen führen [77, 118], konstruktive Verbesserungen sind deshalb in der Zwischenzeit vorgenommen worden. Die ursprüngliche Länge des Schlauches von 1,80 m war für kleine Kinder wegen des relativ großen kompressiblen Luftvolumens ungünstig, es liegen aber auch hier inzwischen Versionen mit kürzeren Schläuchen vor.

Die Fragen, die nach dem Erscheinen des Bain-Systems sofort diskutiert wurden, betrafen folgende Punkte:

1. Ist das System für die Spontanatmung oder für die kontrollierte Beatmung geeignet?
2. Wie hoch muß der Frischgasstrom sein, um eine klinisch relevante Rückatmung zu verhindern?
3. Wie steht es mit der Anfeuchtung und Vorwärmung der Narkosegase?

Von Bain u. Spoerel [13] wurde das System für Spontanatmung und Beatmung empfohlen. Das ist insofern etwas verwunderlich, als das Bain-System als Mapleson-D-System für eine Spontanatmung eher ungeeignet ist, wie die Untersuchungen von Waters u. Mapleson [188] zeigen konnten. Die ersten Angaben zur erforderlichen Frischgasmenge von 5,5−7 l/min für Erwachsene [13] wurden später modifiziert [14] und 70 ml/kg KG empfohlen, um im arteriellen Blut einen normalen pCO_2 sicherzustellen. Diese niedrigen Flowmengen wurden nur zum Teil bestätigt [85, 86], andere Autoren konnten diese günstigen Resultate nicht nachvollziehen [50, 122, 131]. Rose et al. setzten sich 1978 anhand von Lungenmodelluntersuchungen kritisch mit den Empfehlungen für die relativ niedrigen Frischgasmengen

Tabelle 2. Empfohlene Frischgasmengen für Kinder bei maschineller Beatmung. (Nach Rose et al. [156])

Gewicht [kg]	Gewünschter pCO_2	
	37 mmHg (4,93 kPa)	30 mmHg (4 kPa)
10–30	1000 ml + 100 ml/kg KG	1600 ml + 100 ml/kg KG
30	2000 ml + 50 ml/kg KG	3200 ml ± 50 ml/kg KG

für das Bain-System auseinander [157]. Nach ihrer Ansicht kann die partielle Rückatmung, die praktisch immer vorhanden ist, bei *maschineller Beatmung* durch Erhöhung des Atemminutenvolumens am Gerät kompensiert werden. Dabei verhalten sich der Frischgasfluß und das erforderliche, am Gerät einzustellende Atemminutenvolumen umgekehrt proportional. Bei *Spontanatmung* jedoch ist nicht jeder Patient in der Lage, das Atemminutenvolumen beliebig zu steigern. Unabhängig davon variiert die CO_2-Produktion von Patient zu Patient, die CO_2-Empfindlichkeit des Atemzentrums ist ebenfalls individuell verschieden, der physiologische Totraum ist wechselnd und außerdem sind die Atemkurven und der apparative Totraum nie gleich. Daher muß nach Ansicht dieser Autoren der Frischgasstrom zumindest für die *Spontanatmung* deutlich höher liegen, es sind nach ihrer Ansicht Werte von wenigstens 200–300 ml/kg KG erforderlich.

Dabei muß aber das eingestellte Beatmungsvolumen an der Maschine doppelt so hoch sein wie der Frischgasfluß. Diese Empfehlungen haben nur für die *maschinelle Beatmung* ihre Gültigkeit, bei *Spontanatmung* muß der oben angegebene Wert bei Intubationsnarkosen mit dem Faktor 3, bei Maskennarkosen sogar mit dem Faktor 4 multipliziert werden (Tabelle 2). Faßt man diese sehr umfangreiche Diskussion über die erforderlichen Frischgasmengen für das Bain-System zusammen, so kommt am Ende nichts anderes heraus, als die bereits bekannte Empfehlung für Spülgassysteme vom Mapleson-D-Typ, daß das 2- bis 3fache des Atemminutenvolumens für die Frischgasmenge in der Minute erforderlich ist, um eine klinisch relevante Rückatmung zu vermeiden.

Entsprechend sehen auch heute die Empfehlungen für die Praxis aus, die mehr oder weniger für alle Variationen des T-Stückes in Form der Mapleson-D-, -E-, -F-Systeme ihre

Tabelle 3. Empfohlene Frischgasmengen bei Masken- und Intubationsnarkosen (aus [176])

Patientengewicht [kg]	Maskennarkosen [l/min]	Intubationsnarkosen [l/min]
5	8	6
10	8	6
15	10	7,5
20	12	9,0
25	14	10,5
30	14	10,5
35	15	11,5
40	16	12,0
45	17	12,5

Gültigkeit haben. Als Beispiel sei hier die Anweisung aus dem Hospital for Sick Children
in Toronto angeführt [176] (Tabelle 3).

Das heißt *auch* für das Bain-System, daß oberhalb eines Körpergewichtes von 15—20 kg
der Einsatz zwar noch möglich, aber wegen der hohen Frischgasmengen nicht mehr sinnvoll
ist.

Die Auffassung, daß durch die koaxiale Führung des Frischgasschlauches im Exspirationsschlauch Wärme auf das Inspirationsgemisch übertragen wird und beim Bain-System die Anfeuchtung der Atemluft bei Inspiration besser sei als bei den anderen Spülgassystemen, konnten wir durch eigene Untersuchungen nicht bestätigen [131]. Wie bei allen Spülgassystemen
ist auch hier die Anfeuchtung und Vorwärmung umgekehrt proportional der Stärke des
Frischgasflusses, d. h. die Anfeuchtung und Vorwärmung des Inspirationsgasgemisches ist
in direkter Weise abhängig vom Ausmaß der Rückatmung.

2.2.2 Halboffene Systeme mit Nichtrückatmungsventilen

Die ersten Nichtrückatmungsventile für die Kinderanästhesie wurden von Leigh [105] sowie
von Stephen u. Slater [174] in Amerika bzw. Kanada entwickelt. Die Gründe, die CO_2-Rück-
atmung mit Hilfe von Ventilkonstruktionen zu verhindern, lagen zum einen in der Erfahrung,
daß bei den Spülgasverfahren die CO_2-Elimination in Abhängigkeit vom Frischgasstrom stark
variieren konnte und in Einzelfällen nicht immer ausreichend war. Zum anderen konnten bei
Ventilsystemen die Frischgasmengen reduziert werden. Dadurch wurden der Verbrauch und
die Kosten geringer und die Belastung der Umgebung mit z. T. explosiven Narkosegasen ver-
mindert. Die ersten Ventile waren, wie auch die folgenden, typische Doppelventile.

Beim Leigh-Ventil waren die Ventilscheiben aus Metall, beim Stephen-Slater-Ventil aus
Gummi (Abb. 13a—c). Angeschlossen wurden diese Ventile an einen Reservoirbeutel, der
für Kinder einen Inhalt von 2,5 l hatte. In diesen Reservoirbeutel wurde das Frischgas eingeleitet.

Der Nachteil sowohl des Leigh-Ventils als auch des Stephen-Slater-Ventils bestand darin,
daß bei assistierter und kontrollierter Beatmung beide Hände gebraucht wurden, die eine,
um das Exspirationsventil zu verschließen, und die andere, um den Reservoirbeutel zu komprimieren.

Um diese Nachteile zu beseitigen, entwickelte Fink 1954 sein Ventil [61], das bei Spontanatmung in der Funktion dem Stephen-Slater-Ventil glich, bei Beatmung jedoch durch die
Leitung im Nebenschluß zum Exspirationsventil nur eine Hand erforderlich machte (s. Abb.
13c, 14a, b).

Eine weitere Entwicklung war 1955 das Ruben-Ventil [158] (Abb. 15, 16).

Auch hier war durch die Konstruktion eine Spontanatmung und eine Beatmung mit
einer Hand möglich.

Ein Jahr später, 1956, folgte das Lewis-Leigh-Ventil [108], das ebenfalls für die Spontanatmung und künstliche Beatmung mit einer Hand konzipiert war. Für die korrekte Ventilfunktion war hierbei jedoch die horizontale Lage der Ventile wichtig, eine Drehung um 90°
öffnete beide Ventile und diente als Überdrucksicherung (Abb. 17A—C).

Ebenfalls 1956 wurde das Shuman-Ventil entwickelt [164], 1959 folgte das Etheridge-
Ventil [59]. Diese beiden Ventile hatten Ähnlichkeit mit der Konstruktion von Fink
(Abb. 18a—d).

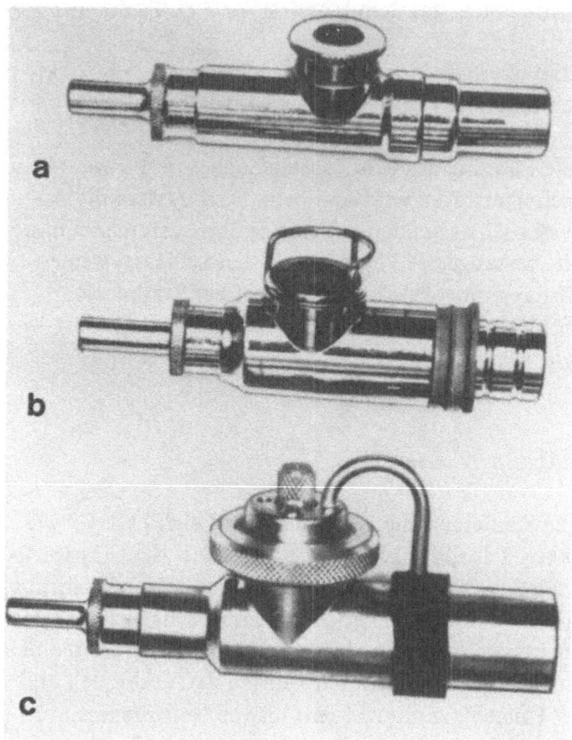

Abb. 13a–c. Nichtrückatmungsventile.
a Leigh-Ventil, b Stephen-Slater-Ventil,
c Fink-Ventil. (Aus [166])

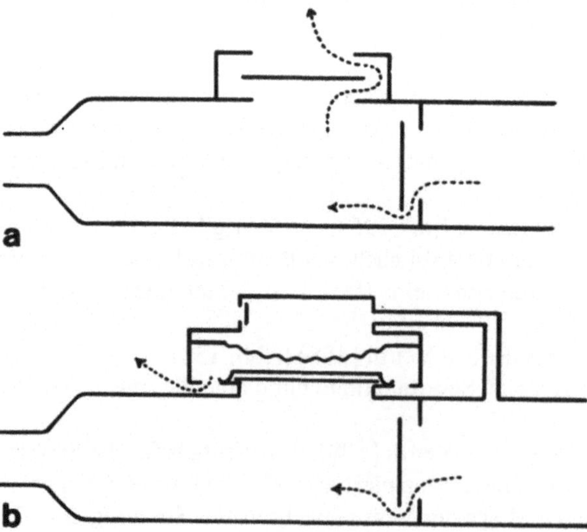

Abb. 14a, b. Funktionsschema.
a Leigh-, Stephen-Slater-Ventil,
b Fink-Ventil. (Aus [166])

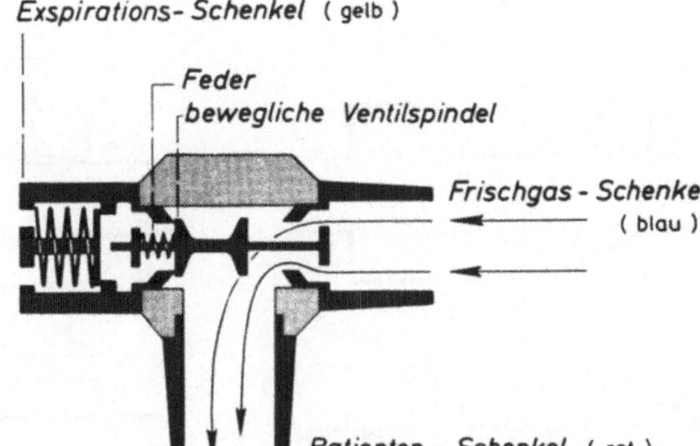

Abb. 15. Funktionsschema des Ruben-Ventils. Inspirationsphase. (Aus [177])

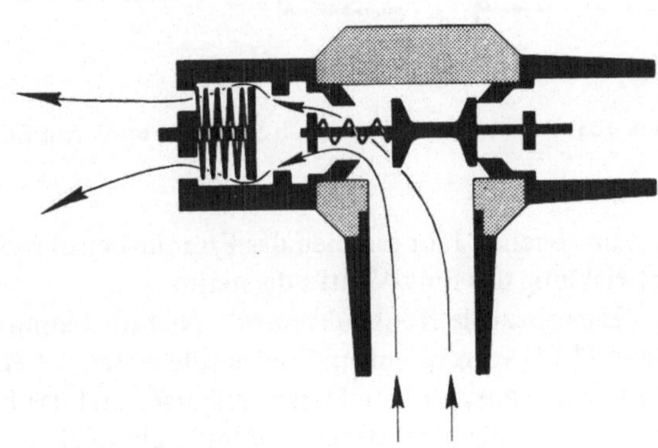

Abb. 16. Funktionsschema des Ruben-Ventils. Exspirationsphase. (Aus [177])

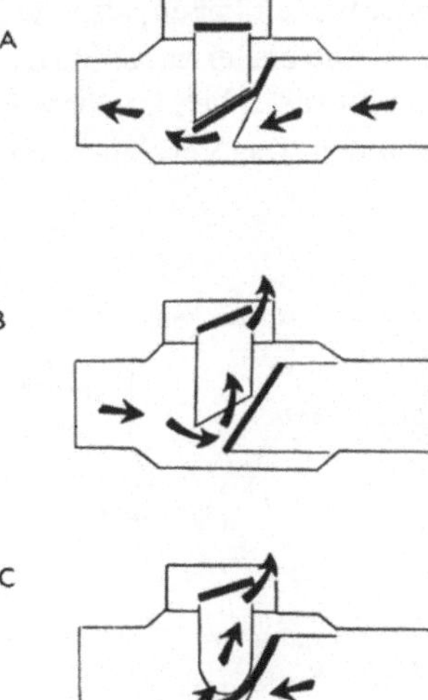

Abb. 17A–C. Funktionsschema des Lewis-Leigh-Ventils. A Inspiration, B Exspiration, C Überdrucksicherung durch Drehung um 90°. (Aus [104])

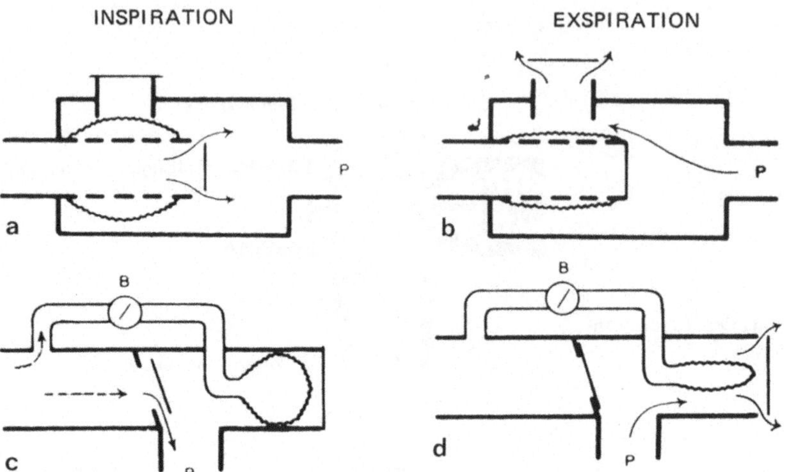

Abb. 18a–d. Funktionsschema. **a, b** Shuman-Ventil; **c, d** Etheridge-Ventil. (Aus [179b])

Im gleichen Jahr erschien das Frumin-Ventil [65], das in seiner Funktion eine Weiterentwicklung des Fink-Ventils darstellte.

Eine spezielle Konstruktion von Nichtrückatmungsventilen wurde noch von Stephen u. Slater [174] vorgenommen. Die Ventile waren dabei extrem nah am Patienten angebracht, das Inspirationsventil am Maskenkrümmer und das Exspirationsventil in der Maske (Abb. 19).

Obwohl alle beschriebenen Ventile die Rückatmung verhindern sollten, konnten Loehning et al. [113] nachweisen, daß ein großer Teil der bis zum Untersuchungszeitpunkt im Jahr 1964 konzipierten Nichtrückatmungsventile unter bestimmten Bedingungen zwischen 10–76% des Beatmungsvolumens während der Exspiration in den Inspirationsschenkel zurückfließen ließen, also die Bezeichnung Nichtrückatmungsventile nur bedingt zutraf.

Die bisher aufgeführten Ventile und die dazugehörigen halboffenen Narkosesysteme boten zusätzlich immer wieder Störmöglichkeiten, die einer weiten Verbreitung im Wege standen. Das Verkleben der Ventile, der falsche Zusammenbau oder die falsche Handhabung

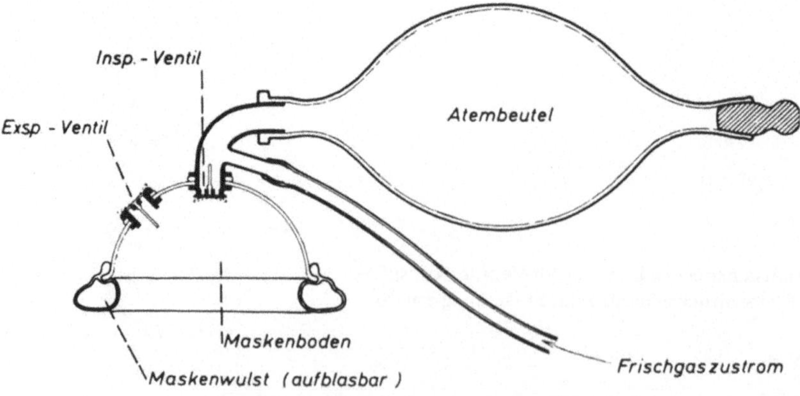

Abb. 19. Funktionsschema der Stephen-Slater-Säuglingsmaske. (Aus [177])

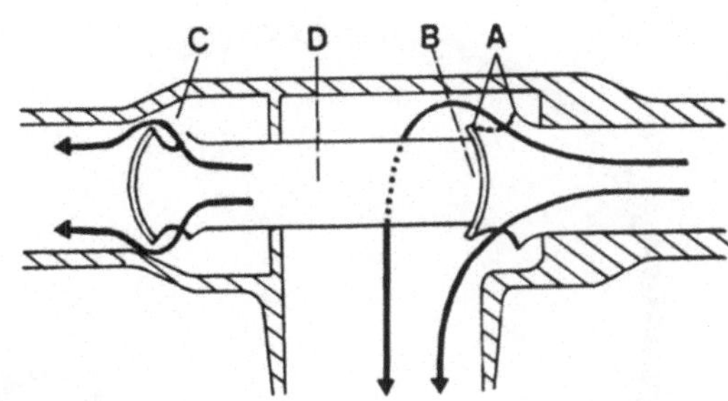

Abb. 20. Funktionsschema des Ambu-Ventils.
(Aus [56])

führten zu typischen Komplikationen, so daß diese halboffenen Narkosesysteme mit Nicht-rückatmungsventilen heute selbst in ihren Ursprungsländern, den USA und Kanada, kaum noch angewendet werden [169].

Bei uns von Interesse ist z. Z. nur noch das Ambu-Ventil (Abb. 20).

Die Version für Säuglinge und Kleinkinder bis zum 4. Lebensjahr, das Paedi-Ventil [48], stellt mit seinen Abmessungen und in seiner Funktion eine praktikable Lösung eines Nicht-rückatmungsventils dar, die sich z. B. bei der Neugeborenenreanimation mit dem Baby-Ambu-Beutel über Jahre bewährt hat.(Abb. 21).

2.3 Narkosesysteme mit CO_2-Absorption

Parallel zu der Entwicklung der halboffenen Systeme erfolgte in den 30er Jahren, v. a. in den USA, die Entwicklung von Narkosesystemen mit CO_2-Absorption. Waters hatte 1924 dieses Verfahren publiziert [187], das hauptsächlich mit der vermehrten Anwendung von Cyklo-

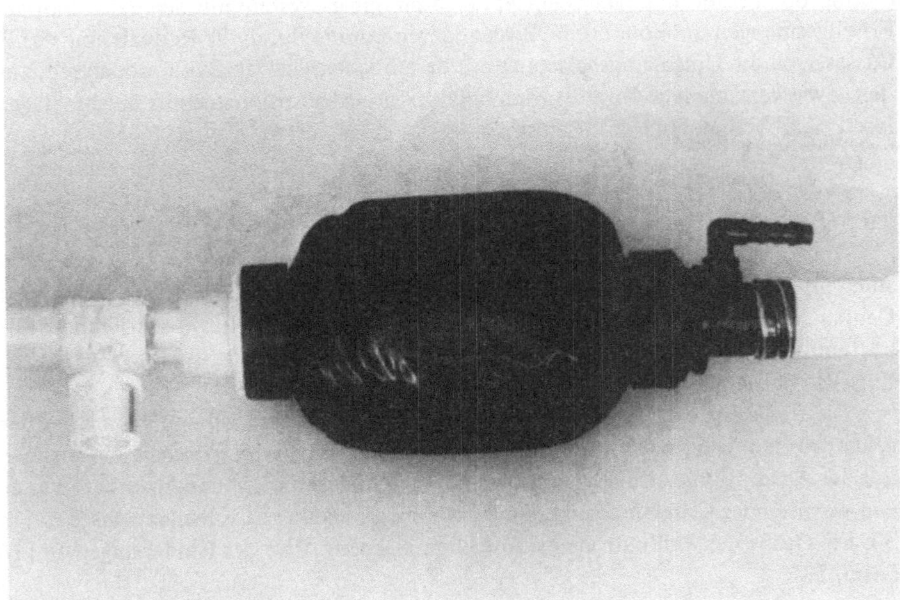

Abb. 21. Baby-Ambu-Beutel

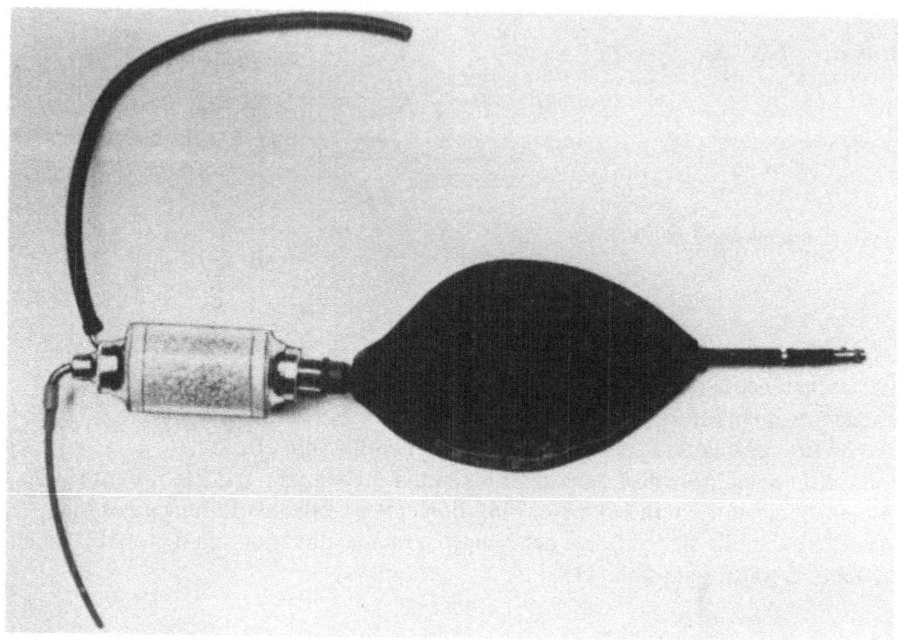

Abb. 22. Pendelsystem für Kinder. (Aus [166])

propan bedeutsam wurde. Zwei Gründe waren dafür ausschlaggebend. Zum einen war das
Cyklopropan teuer und daher bei Gebrauch im Spülgassystem mit den dazugehörigen hohen
Frischgasmengen unökonomisch. Zum anderen konnte durch die Reduzierung des Frischgasflusses auch die Umgebungsbelastung mit dem hochexplosiven Cyklopropan reduziert werden. Zwei verschiedene Wege wurden bei der CO_2-Absorptionstechnik eingeschlagen, ventil-
lose Pendelsysteme und mit Richtungsventilen ausgestattete Kreissysteme.

2.3.1 Pendelsysteme

Auch im Bereich der Kinderanästhesie stieg die Verwendung der Pendelsysteme parallel zum
Gebrauch von Cyklopropan. Cyklopropanmaskennarkosen mit intermittierender Überdruck-
beatmung waren in den USA die Narkoseverfahren, unter denen die ersten bahnbrechenden
Eingriffe der Kinderchirurgie vorgenommen wurden [169] (Abb. 22).

Die Fixierung der Maske erfolgte dabei mit Gummiriemen, die um den Kopf der Kinder
gelegt wurden. Die Maske war über einen Krümmer, in den das Frischgas eingeleitet wurde,
mit der Absorptionspatrone verbunden. An dem anderen Ende des Absorbers war ein Beutel
von wechselnder Größe befestigt, die Volumina schwankten für Kinder zwischen 500 ml und
3 l. Die Größe der Kalkpatronen wurde ebenfalls dem Alter der Kinder angepaßt [166]
(Abb. 23).

Diese Systeme konnten, mit geblockten Überschußventilen, als geschlossene Narkosesysteme benutzt werden. Die Exspirationsluft wurde dabei nach CO_2-Elimination wieder

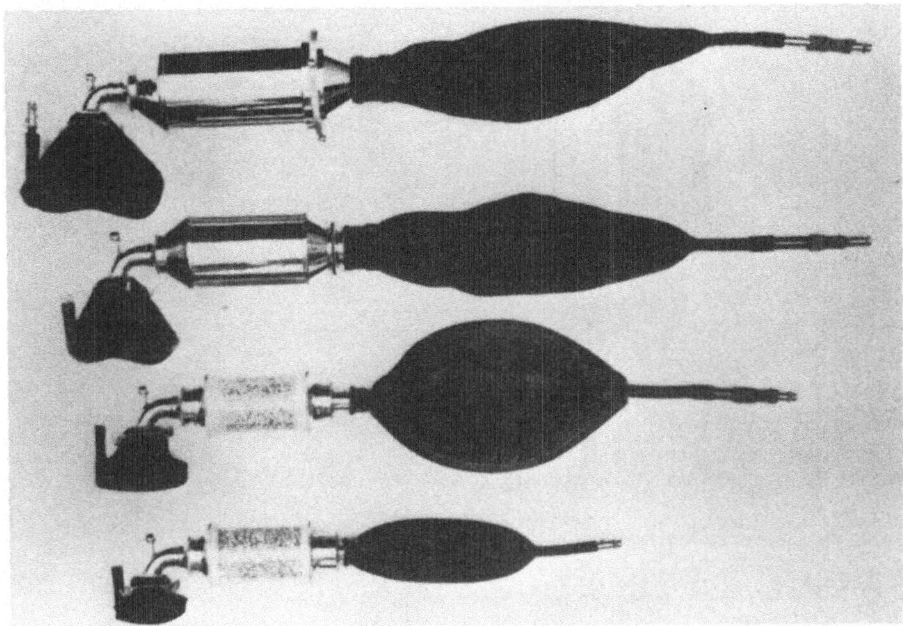

Abb. 23. Pendelsysteme mit verschiedenen Größenabmessungen für die Atemkalkpatronen und Atembeutel. (Aus [166])

eingeatmet, angereichert mit einer geringen Menge von Frischgas, die den Verbrauch von Sauerstoff und Narkotikum kompensierte. War das Überdruckventil geöffnet, konnte hieraus, je nach Ventilöffnung, überschüssiges Frischgas und Exspirationsluft entweichen, so daß dadurch die Anwendung der Pendelsysteme auch im halbgeschlossenen System möglich war. Nach Passage durch den Absorber wurde ein großer Teil der CO_2-freien Exspirationsluft wieder rückgeatmet, dadurch war die Anfeuchtung der Atemgase bei Inspiration gewährleistet, ebenso kam es durch die Erwärmung der Exspirationsluft bei der CO_2-Absorption zu einer ausgezeichneten Vorwärmung des Inspirationsgasgemisches. Bei größeren Kindern konnte dieser Effekt sogar zu einem Hitzestau führen, so daß nicht selten eine externe Kühlung der Kinder notwendig war. Die Pendelsysteme hatten 3 entscheidende Nachteile:

1. die Gefahr, daß feine Kalkpartikel aus der Atemkalkpatrone in die oberen Luftwege der Patienten gelangen konnten und dort zu schweren Tracheobronchitiden führten,
2. die schlechte Handhabung – die sperrige Atemkalkpatrone mußte patientennah plaziert werden und führte deshalb oft zu Extubationen oder Dekonnektionen,
3. der relativ große Totraum, der v. a. bei Verwendung von Masken grenzwertig hoch war. Durch die Erschöpfung des Atemkalkes im patientennahen Anteil der Atemkalkpatrone konnte dieser Totraum unvorhersehbar zunehmen und zu einer CO_2-Rückatmung mit Hyperkapnie führen [104, 169].

Aus diesen Gründen wurden die Pendelsysteme in dem Augenblick nicht mehr benutzt, als entsprechende Kreisteile mit CO_2-Absorption speziell auch für das Kindesalter zur Verfügung standen.

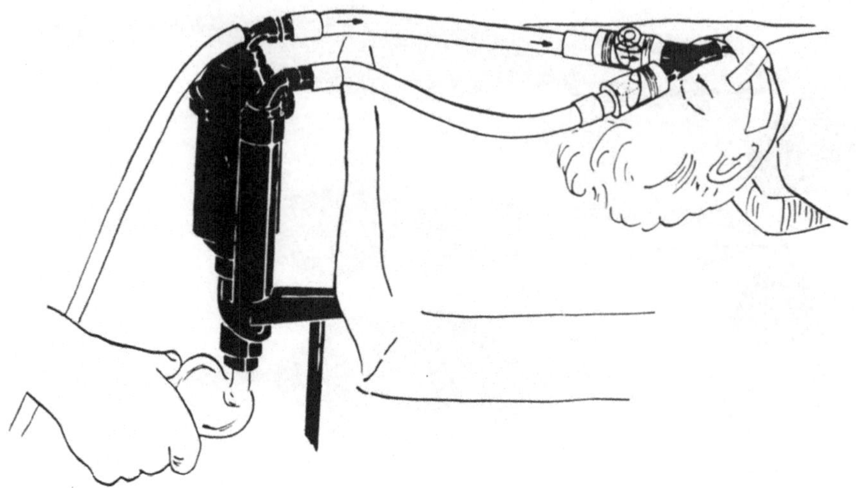

Abb. 24. Kinderkreissystem nach Leigh u. Belton. (Aus [104])

2.3.2 Kreissysteme

Bei den Kreissystemen waren die Vorteile der Pendelsysteme voll erhalten. Der Frischgasfluß
lag niedrig, entsprechend auch der Verbrauch und die Umgebungsbelastung mit Narkosegasen,
die z. T. im Gemisch mit Sauerstoff hochexplosiv waren. Die Anfeuchtung und Vorwärmung
der Atemgase war ebenfalls gewährleistet, ohne daß Hyperthermien auftraten. Die Gefahr,
daß Atemkalkpartikel inhaliert werden konnten und der Totraum sich bei Atemkalkverbrauch
unvorhersehrbar vergrößern würde, bestand beim Kreissystem nicht mehr. Zudem war die
Handhabung erheblich einfacher, so daß die Kreissysteme die Pendelsysteme rasch verdräng-
ten und zum Standardnarkosesystem bei Erwachsenen wurden.

Spezielle Kinderkreissysteme

Erste Versuche, auch für Narkosen bei Kindern Kreissysteme einzusetzen, wurden von Leigh
u. Belton unternommen [104]. Sie entwickelten ein System, das aufgrund seiner Abmessungen ausschließlich für den Einsatz bei Kindern gedacht war. Unter der Vorstellung, das zirkulierende Gasvolumen und den Widerstand verringern zu müssen, verkleinerten sie den Absorber und die Faltenschläuche sowohl in der Länge als auch im Durchmesser. Um den Totraum zu verringern und die Gefahr so klein wie möglich zu halten, daß Exspirationsluft in
den Inspirationsschlauch abfließen könnte, plazierten sie die Richtungsventile so nah wie
möglich an das Y-Stück (Abb. 24).

Eine weitere Entwicklung, die in ihrer Gesamtkonzeption allein auf Kinder zugeschnitten
war, war der Ohio-Heidbrink-Kinderkreis [104, 166].

Zum ersten Mal wurde hier ein Beatmungsdruckmesser mit in das System integriert.
Wie beim Leigh-Belton-System waren das Absorbervolumen verkleinert (250 ml Fassungs-
vermögen), die Faltenschläuche aber lediglich verkürzt worden (26 cm lang, 2 cm im Durchmesser). Eine Reduzierung des Totraumes im Y-Stück wurde dadurch erreicht, daß ein Sep-
tum die Gasströme so weit wie möglich trennte. Die Ventile lagen patientenfern im Bereich
der Halterungsplatte (Abb. 25).

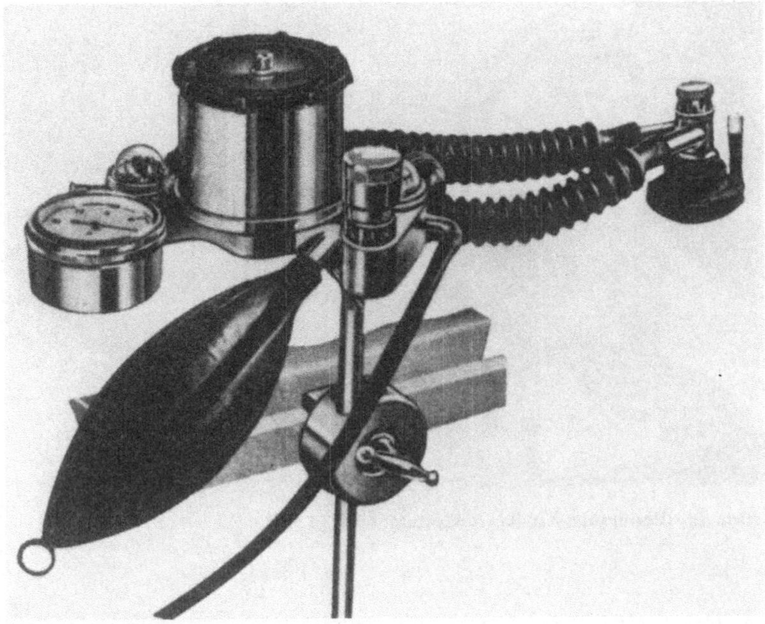

Abb. 25. Ohio-Heidbrink-Kinderkreissystem. (Aus [133])

Eine solche Plazierung der Ventile war nach Leigh u. Belton [104] für Kinder ungünstig. Die Gefahr, daß Exspirationsluft in den Inspirationsschlauch strömen könnte, ergab sich seiner Meinung nach immer dann, wenn die In- und Exspirationsventile durch ihre patientenferne Lokalisation erst mit einer gewissen Latenzzeit ihre Funktion aufnehmen konnten.

Aus diesem Grund waren beim Bloomquist-Kinderkreissystem [23] die Ventile zunächst patientennah angebracht. Der Absorber war hier etwas größer dimensioniert (350 ml) als beim Ohio-Heidbrink-System. Bei der ursprünglichen Anordnung der Ventile war der Totraum relativ groß und die Ventilfunktion wurde oft durch Feuchtigkeit gestört. Deshalb wurden bei späteren Versionen die Ventile auch bei diesem System in die Halterungsplatte verlegt [169] (Abb. 26).

Weitere, noch speziell für Kinder entwickelte Kreissysteme wurden 1961 von McDonald [121] und 1968 von Holm u. Secher [90] beschrieben, beide Konstruktionen boten aber keine grundlegenden Abweichungen von den bis dahin vorhandenen Systemen.

Der Nachteil aller ausschließlich für das Kindesalter entwickelten Kreissysteme lag in der Tatsache, daß sie aufgrund ihrer Abmessungen meist nur für Säuglinge und Kleinkinder geeignet waren. Es mußte daher immer für größere Kinder oder auch für Erwachsene ein zweites Set vorhanden sein. Damit aber wurden diese Kinderkreise reine Zusatzsysteme. Für einen solchen Zweck waren sie aber zu aufwendig, z. T. auch zu unhandlich und daher den Spülgassystemen deutlich unterlegen. Allein schon aus diesem Grund erreichten sie nie eine weite Verbreitung im Rahmen der klinischen Routinearbeit.

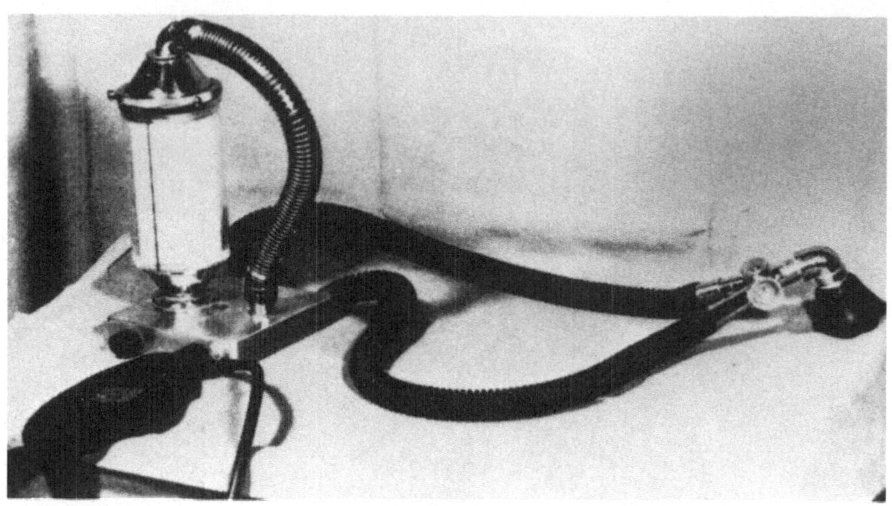

Abb. 26. Bloomquist-Kinderkreissystem. (Aus [133])

Modifizierte Erwachsenenkreissysteme für Kinder
Adriani u. Griggs [2] beschritten einen anderen Weg. Sie waren davon überzeugt, daß kleine
Kinder nicht zwangsläufig auch kleine Narkosesysteme benötigten. Deshalb gingen sie von
einem normalen Erwachsenenkreissystem aus, sie beließen die Schläuche und den großen
Absorber und konstruierten ein neues Y-Stück mit kleinem Totraum. Ebenfalls ausgewech-
selt wurden die Ventile und der Reservoirbeutel. Das besondere an diesem System war noch
ein Gummiballon mit einer Schlauchverbindung zwischen Atembeutelansatz und Y-Stück
(Abb. 27). Der Gummiballon wurde mit der Hand synchron zur Atmung komprimiert, durch

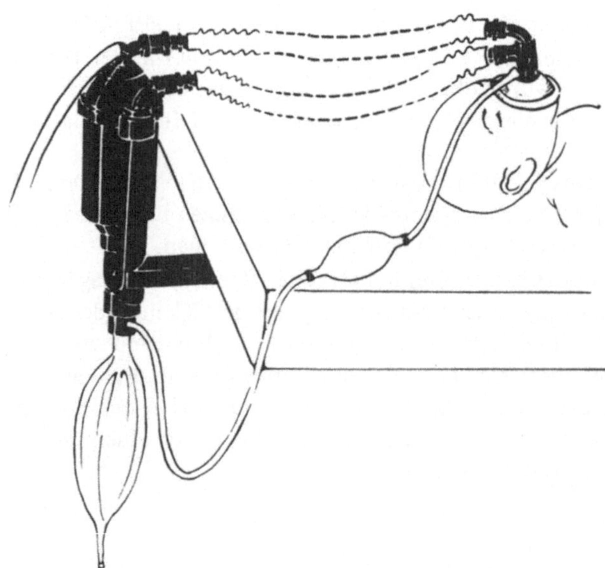

Abb. 27. Adriani-Kreissystem für
Kinder. (Aus [104])

Richtungsventile im Ballon erfolgte so ein zusätzlicher Frischgasfluß in Richtung Maske. Damit war zum ersten Mal das Konzept einer zusätzlichen Zirkulationspumpe in einem Kreissystem realisiert worden. Hierdurch sollten für Kinder der apparative Totraum und die Atemarbeit in einem Erwachsenenkreissystem reduziert werden. Diese Idee wurde später erneut von Revell [153] und Neff et al. [124] aufgegriffen, als sie ihre Zirkulatoren für die Kreissysteme nur deshalb konstruierten, weil man allgemein der Meinung war, daß ohne diesen Zusatz ein Kreissystem bei Kindern, v. a. jedoch bei Säuglingen, überhaupt nicht angewendet werden dürfte. Die Nachteile, die den Kreissystemen, besonders natürlich den Erwachsenenversionen angelastet wurden, konzentrierten sich immer wieder auf folgende Punkte [104]:

1. der zu große apparative Totraum,
2. der zu große Systemwiderstand durch zu lange Schläuche, unpassende Ventile und zu große Atemkalkkanister,
3. die Gefahr der Rückatmung von Exspirationsluft aus dem Inspirationsschenkel bei patientenfern plazierten Ventilen.

Daß ein großer Teil dieser Befürchtungen unzutreffend war, konnten Graff et al. [71] zeigen. Sie ließen 10 intubierte Säuglinge im Alter von 2 Wochen bis 7 Monaten unter flacher Halothan-Lachgas-Narkose alternierend an einem Ayre-T-System und an einem modifizierten Erwachsenenkreissystem spontan atmen. Dabei hatte weder das Umwechseln vom Ayre-T-System auf das Kreissystem noch das umgekehrte Vorgehen irgendeinen Einfluß auf die Blutgase.

Ähnliche Untersuchungen von Podlesch [133] bei Kindern mit einem Gewicht zwischen 10 und 20 kg kamen zu gleichen Ergebnissen.

Faßt man diese Befunde zusammen, so bleibt im wesentlichen der apparative Totraum als limitierender Faktor für den Einsatz von Erwachsenenkreissystemen bei Kindern. Die Systemwiderstände sind bei Verwendung von großen Atemschläuchen eher niedrig. Ebenfalls spielen die Widerstände in den Ventilen und den Absorbern bei den Strömungsgeschwindigkeiten kleiner Kinder eine untergeordnete Rolle [71, 91]. Auch benötigen kleine Kinder nicht zwangsläufig kleine Ventile. Wie Hunt [91] zeigen konnte, ist der Ventilwiderstand nur dem Gewicht der Ventilscheibe direkt proportional, dem Durchmesser der Ventilscheibe jedoch umgekehrt proportional.

Die ganze Diskussion über die Vor- und Nachteile bestimmter Narkosesysteme in bezug auf den apparativen Widerstand und die dadurch notwendige Atemarbeit [183] hat in der Kinderanästhesie ihren ursprünglichen Stellenwert verloren, weil die Spontanatmung, wie z. B. bei der Äthertropfnarkose, kaum noch zur heutigen Klinikpraxis gehört. Aufgrund zahlreicher Untersuchungen [63, 134, 154, 189, 190] gilt vielmehr für moderne Narkoseverfahren bei Kindern die allgemeine Empfehlung [169], daß nur unter einer assistierten oder kontrollierten Beatmung eine normale Ventilation und ein ungestörter Gasaustausch sichergestellt werden kann.

Angesichts dieser geänderten Prinzipien bekamen die modifizierten Erwachsenenkreissysteme für Kinder einen neuen Stellenwert. Seit Anfang der 60er Jahre entwickelten sie sich zu einer echten Alternative in der Palette der Narkosesysteme für das Kindesalter. Trotz vieler Vorteile gegenüber den Spülgassystemen oder auch den halboffenen Systemen mit Nichtrückatmungsventilen blieb aber ihr routinemäßiger Einsatz erstaunlicherweise bis zum heutigen Tag im wesentlichen auf 2 Zentren in den USA beschränkt [107, 139] (Abb. 28).

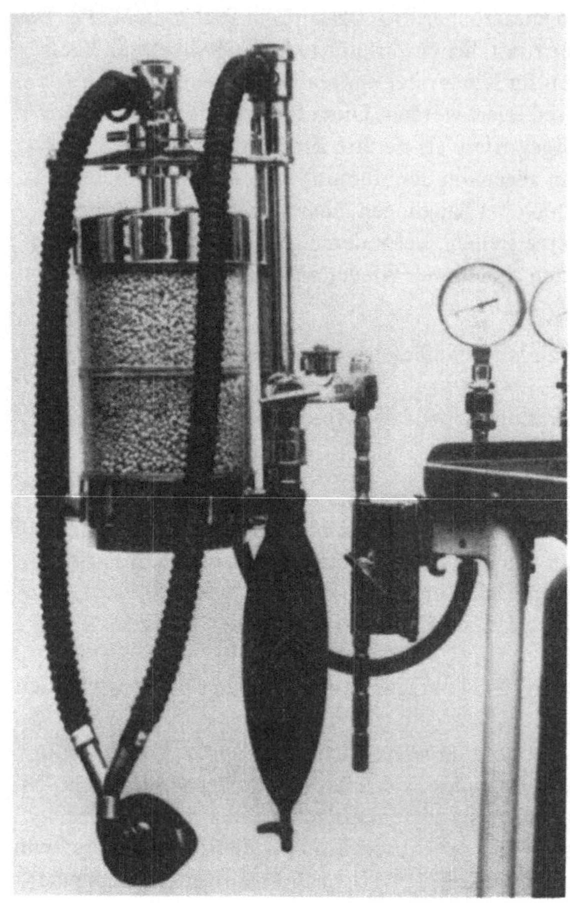

Abb. 28. Modifiziertes Erwachsenenkreissystem für Kinder. (Aus [166])

3 Eigene Entwicklungen

Der Beginn eigener Studien (1976) über verschiedene Narkosesysteme für das Kindesalter
war gekennzeichnet durch folgende Situation: Die halboffenen Systeme mit Nichtrückatmungsventilen, wie z. B. das Stephen-Slater-, Lewis-Leigh-, Frumin- oder auch Fink-Ventil,
waren wegen immer wieder auftretender Ventilkomplikationen weitgehend von den Spülgassystemen verdrängt worden.

Die speziellen Kinderkreissysteme, wie der Ohio-Heidbrink-, Bloomquist- oder Holm-
Kreis, hatten sich in der klinischen Routineanwendung nicht durchsetzen können, weil sie
als Zusatzsets ausschließlich für kleine Kinder zu aufwendig und in der Handhabung zu um-
ständlich waren.

Modifizierte Erwachsenenkreissysteme wurden zwar in den USA in New York [139]
und Los Angeles [107] in großem Umfang auch im Säuglings- und Kleinkindesalter eingesetzt, sie stießen jedoch auch dort bei einer großen Zahl von Anästhesisten auf Skepsis oder
sogar Ablehnung [39, 58, 64, 67, 159].

In Deutschland [20, 21, 48, 49, 177, 186] wie in England [43, 125, 151, 184, 196]
herrschte weitgehende Einigkeit darüber, daß für kleine Kinder bis zu einem Gewicht von
20 kg Spülgassysteme die besten Voraussetzungen für die Narkosebeatmung bieten. So war
konsequenterweise bei uns das Kuhn-System bis zu diesem Zeitpunkt nahezu ausschließlich
gebräuchlich.

Zwei entscheidende Nachteile dieses Systems veranlaßten uns zu eigenen Weiterentwick-
lungen:

1. Die erforderliche Frischgasmenge für das Kuhn-System in Höhe des 2- bis 3fachen des
   Atemminutenvolumens führte nicht nur zu einem hohen Verbrauch an Narkosegasen
   und Narkosedämpfen, sondern auch, da die überschüssige Menge einfach nach außen abgeleitet wurde, zu einer erheblichen Umgebungsbelastung. Die chronische Exposition
   des Personals im Operationssaal durch Lachgas oder durch die halogenierten Kohlen-
   wasserstoffverbindungen, wie z. B. das Halothan oder Enfluran, wurde seit Anfang der
   70er Jahre immer wieder angeschuldigt, gesundheitliche Dauerschäden auslösen zu
   können [69, 72, 101, 111, 163, 178, 181, 197]. Um diese „Umweltverschmutzung" ein-
   zudämmen oder gar auszuschalten, wurden zahlreiche Versuche unternommen, in irgend-
   einer Form die überschüssigen Narkosegase der halboffenen Systeme abzuleiten, abzu-
   saugen oder zu filtern. Für das Jackson-Rees-System [4, 28, 62, 80, 97, 98, 192] wie auch
   für das Kuhn-System [5, 89, 112, 191] sind eine Reihe von Zusatzkonstruktionen beschrieben worden. Häufig ging jedoch dadurch die Einfachheit und damit auch die Sicherheit der ursprünglichen Spülgasverfahren verloren [51, 123, 168], so daß bis dahin die Ableitungen der überschüssigen Narkosegase aus diesen Systemen nicht befriedigend gelöst war.

2. Die direkte und kontinuierliche Überwachung der Ventilation bei Spülgassystemen ist,
   wenn man einmal von der punktuellen Kontrolle der Blutgase absieht, schwierig zu realisieren. Die indirekten Größen wie Hautfarbe, Lautstärke des Atemgeräusches im präkordialen Stethoskop, Pulsfrequenz und Temperatur sind sehr unzuverlässig. Nach den Untersuchungen von Henneberg [84] führt die Steuerung der Ventilation allein nach diesen
   Größen in den meisten Fällen zu einer Hyperventilation.

Um im Rahmen unserer Routineversorgung von Säuglingen und Kleinkindern einen Einblick
in dieses Problem zu erhalten, haben wir die Ventilation bei 48 Kindern mit Hilfe von kapillären Blutgasanalysen überprüft.

Patientengut und Methodik
Bei einer Gruppe von 48 Säuglingen und Kleinkindern bis zum Alter von 4 Jahren, die außer
der operativen Korrektur von z. B. Leistenhernien, Nabelhernien oder Hodenhochständen
gesund waren, haben wir 15 min nach Operationsbeginn eine kapilläre Blutgasanalyse aus der
hyperämisierten Fingerbeere entnommen. Die Blutgasanalayse erfolgte mit dem Blutgasgerät
BG II. Die Altersverteilung der Kinder ist in Abb. 29 dargestellt.
   Alle Kinder waren intubiert und wurden mit dem Kuhn-System beatmet, die Kontrolle
der Ventilation erfolgte allein durch die Überwachung der Hautfarbe und des Beatmungsgeräusches mit dem präkordialen Stethoskop. Die Beatmung wurde jeweils von dem für den
Operationssaal zuständigen Assistenten unter der Anleitung eines in der Kinderanästhesie
erfahrenen Kollegen durchgeführt. Zur Beseitigung der überschüssigen Narkosegase war ein
Überdruckventil eingebaut, so daß die Beatmung druckbegrenzt erfolgte. Der Frischgasfluß

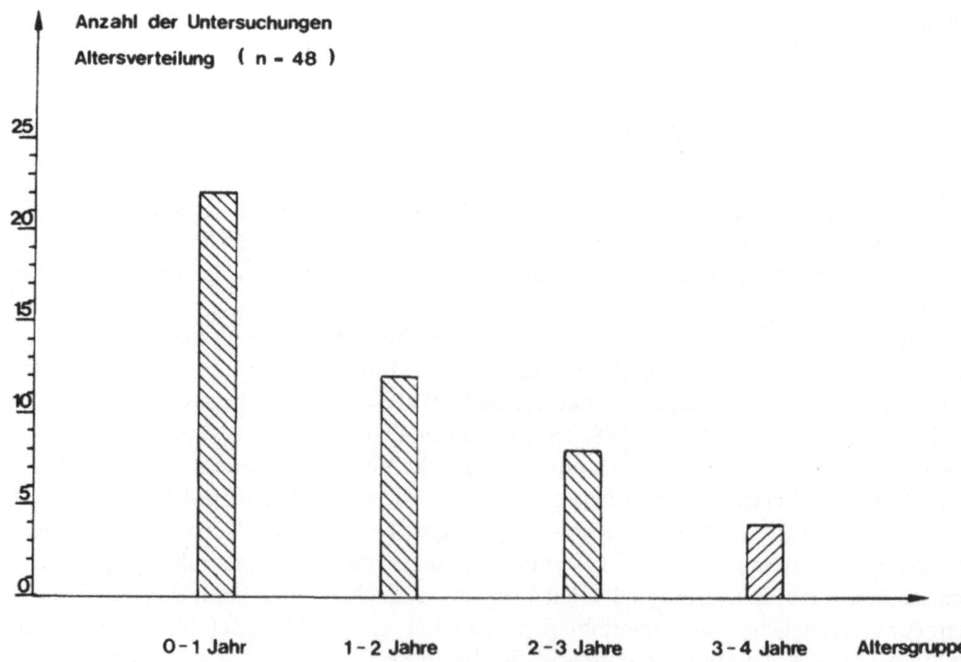

Abb. 29. Altersverteilung und die Anzahl der Kinder in den verschiedenen Altersgruppen

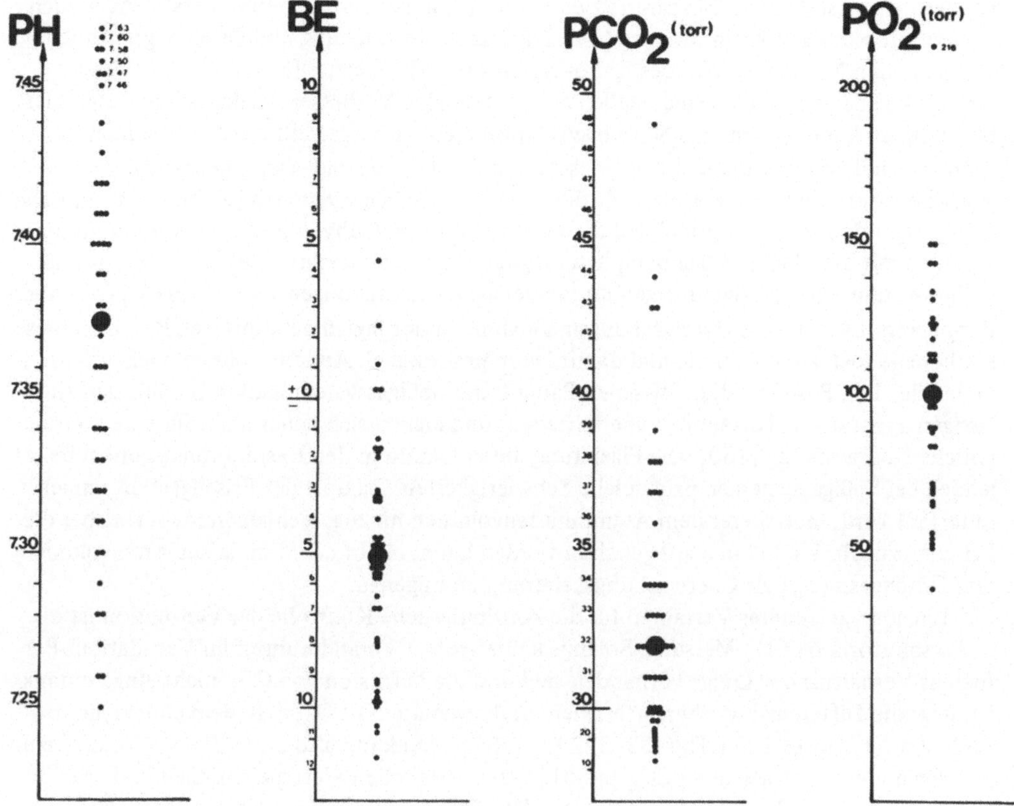

Abb. 30. Ergebnisse der kapillären Blutgasanalysen (hervorgehoben ist der Median)

betrug immer 6 l/min, davon 4 l/min Lachgas und 2 l/min Sauerstoff. Alle Einzelergebnisse
der kapillären Blutgasanalysen sind in Abb. 30 eingetragen.

Trotz der Druckbegrenzung lag der Median der pCO_2-Werte bei 32 mmHg (4,27 kPa),
also an der untersten Grenze des altersentsprechenden Normbereiches. Ein Drittel der Ge-
samtwerte lag sogar tiefer, zwischen 20 und 30 mmHg (2,67 und 4,0 kPa) 12, unter
20 mmHg (2,67 kPa) immerhin noch 6 der gemessenen Werte. Entsprechende Verschie-
bungen des pH in den alkalischen Bereich waren die Folge, 16 Werte lagen über 7,40, der
Extremwert betrug 7,63. Der BE-Wert war im Median bei −5, z. T. auch darunter. Die
pO_2-Werte streuten um einen Medianwert von 100 mmHg (13,33 kPa) und bewegten sich
für kapilläre Werte überwiegend in Bereichen, die bei einem inspiratorischen Sauerstoffanteil von 33 Vol.-% zu erwarten waren.

Wir konnten also aufgrund unserer Ergebnisse feststellen, daß bei Verwendung des Kuhn-
Systems, auch mit Druckbegrenzung, die Tendenz zur Hyperventilation bestand. Die daraus
häufig resultierende respiratorische Alkalose kann zu Veränderungen in der zerebralen Durchblutung führen, von größerer Bedeutung aber ist der mögliche Abfall des freien Kalziums
und ein renaler Bikarbonatverlust.

Bei einer Reihe von Kindern müssen solche pH-Verschiebungen unbedingt vermieden
werden, dazu zählen z. B. Kinder mit Hydrozephalus, metabolischen Alkalosen − wie z. B.

bei der Pylorusstenose –, Herzinsuffizienz unter Digitalis- und Diuretikatherapie oder auch
Kinder mit niedrigen Kaliumwerten [19]. Die Drucküberwachung und Druckbegrenzung,
wie sie in den Modifikationen des Kuhn-Systems von Hofmeister [89], Link [112] und
Wawersik [191] vorhanden sind, stellen zwar schon eine Verbesserung dar, allein durch diese
Maßnahmen kann jedoch eine Normoventilation nicht sichergestellt werden. Vielmehr ist –
auch im Kindesalter – die Kontrolle des Atemhubvolumens und Atemminutenvolumens
wünschenswert. Die Messung dieser Größen stößt bei Spülgassystemen jedoch auf technische
Schwierigkeiten. Zwar ist prinzipiell die Bestimmung von Hubvolumen und Atemminuten-
volumen mit dem Pneumotachographen möglich, wenn die Messung zwischen Patient und
Spülgassystem erfolgt. Hierzu liegen umfangreiche Untersuchungen von Wawersik [189] und
Henneberg [84] vor. Als Überwachungsmaßnahme in der täglichen klinischen Praxis ist diese
Methode jedoch zu aufwendig und damit kaum praktikabel. Andere Volumenmeßverfahren
in der gleichen Position, d. h. zwischen Patient und Spülgassystem, laufen Gefahr, den zu-
lässigen apparativen Totraum zu überschreiten, und eignen sich daher nicht für eine kontinuierliche Überwachung [160]. Die Plazierung dieser Geräte in den Exspirationsschenkel bietet
jedoch bei Spülgassystemen prinzipielle Schwierigkeiten. Da dort der Frischgasfluß immer
miterfaßt wird, muß dieser dem Atemminutenvolumen hinzugerechnet werden. Da aber die
Frischgaszufuhr kaum konstant gehalten werden kann, bleibt die Summe aus Atemvolumen
und Frischgasmenge als Überwachungskriterium zu ungenau.

Ein ausgezeichnetes Verfahren für die kontinuierliche Kontrolle der Ventilation ist die
endexspiratorische CO_2-Messung. Solange keine groben Veränderungen im Ventilations-Per-
fusions-Verhältnis der Lunge vorhanden sind und die Diffusion von CO_2 nicht eingeschränkt
ist, liegt die Differenz zwischen arteriellem und alveolärem pCO_2, d. h. dem endexspiratorischen pCO_2, unter 1 mm Hg(133, 322 Pa) [193]. Man kann also unter diesen Voraussetzungen den endexspiratorischen pCO_2 praktisch dem arteriellen Wert gleichsetzen und erhält damit einen direkten Zugang zur kontinuierlichen Steuerung der Ventilation [84].

Bei Spülgassystemen stößt dieses Verfahren jedoch ebenfalls auf Probleme. Immer dann,
wenn die exspiratorische Stromstärke des Patienten unter die der Frischgaszufuhr absinkt, erfolgt eine Mischanalyse aus Exspirationsluft und Frischgas, d. h., es werden *falsch niedrige*
Werte gemessen. Gerade aber in Phasen einer insuffizienten Ventilation kann diese Konstella-
tion eintreten und zu gefährlichen Fehlschlüssen führen.

Zu Beginn unserer Untersuchungen waren folglich wünschenswerte Überwachungsmaßnahmen, wie die Volumenmessung und endexspiratorische CO_2-Messung, für die Narkosebeatmung im Kindesalter bei Verwendung von Spülgassystemen, wie z. B. dem Kuhn-System,
nur in sehr begrenztem Umfang zu realisieren. Unsere weiteren Überlegungen mußten also
zum Ziel haben, nach Narkosesystemen zu suchen, die das ganze Spektrum der verfügbaren
Kontrollgrößen zuließen und zusätzlich eine praktikable Lösung für die Ableitung überschüssiger Narkosegase beinhalteten.

3.1 Paedi-System

Einen ersten Ansatz sahen wir in der Verwendung des Paedi-Ventils, das sich als Nichtrückatmungsventil in der Neugeborenenreanimation bewährt hatte [48]. Dabei erfüllten die Größenabmessungen des Ventils in idealer Weise die Forderung nach einem geringen apparativen
Totraum. Ventiltotraum und Konustotraum lagen bei 0,8 bzw. 3,2 ml, wobei der Konustot-

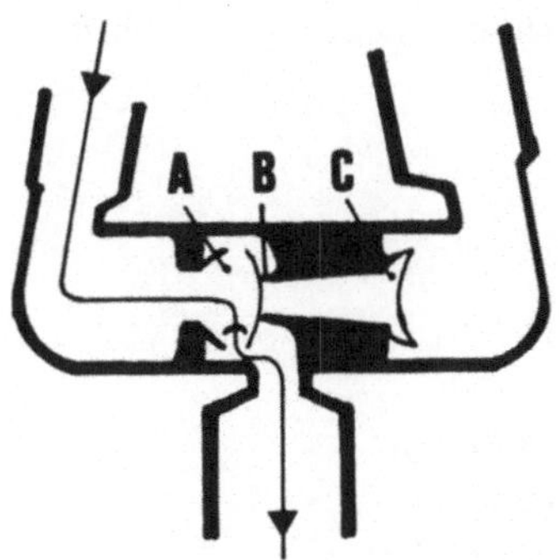

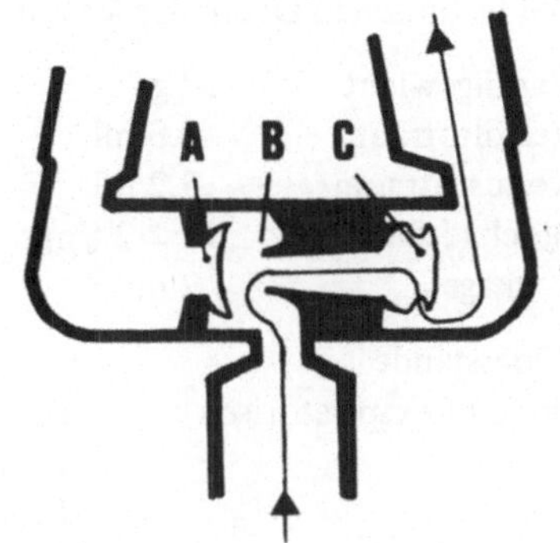

Abb. 31. Funktionsschema des Paedi-Ventils. Inspirationsphase. *A* Ventil, *B* Exspirationsöffnung, *C* Exspirationsventil

Abb. 32. Funktionsschema des Paedi-Ventils. Exspirationsphase. *A, B, C* s. Abb. 31

raum bei einer Intubationsnarkose durch den Konnektor am Tubus aufgehoben wurde. Die Ventilfunktionen sind in den Abb. 31–33 dargestellt.

Bei Spontanatmung oder bei Beatmung öffnen sich die Seitenteile des Ventils A, der Ventildeckel selbst verschließt dabei die Exspirationsöffnung B. Der Luftstrom wird so in Richtung Patient geleitet (Abb. 31).

Bei der Exspiration verschließt der Ventildeckel das Ventil A, die Exspirationsöffnung bei B ist frei und die Exspirationsluft kann über die Seitenöffnungen des Exspirationsventils C entweichen (Abb. 32).

In der endexspiratorischen Pause strömt die Luft durch die Seitenöffnungen des Ventils A, *ohne* daß dieser Ventildeckel die Exspirationsöffnung B verschließt, und entweicht über das Exspirationsventil C. Dabei muß aber der Gasfluß unter 8 l/min liegen, da sonst der Ventildeckel des Ventils A die Öffnung B verschließen würde. Diese sog. „Vorwärtsleckage" ist bewußt in den Flowbereichen bis 8 l als Schutz gegen Überblähungen der Lunge mit möglichen Barotraumen eingeplant worden (Abb. 33).

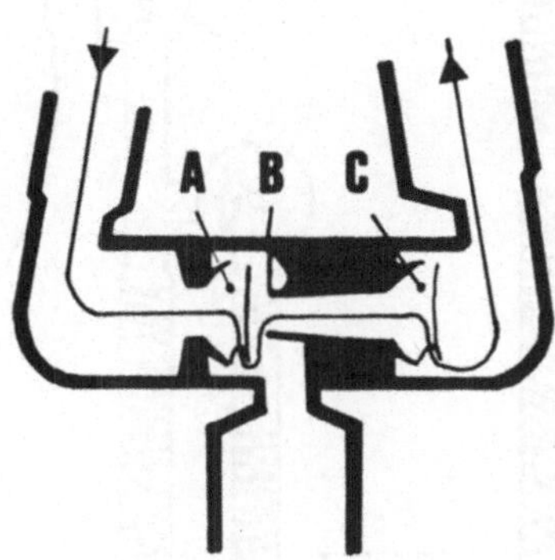

Abb. 33. Funktionsschema des Paedi-Ventils. Vorwärtsleckage. *A, B, C* s. Abb. 31

Die technischen Daten des Ventils sind in der folgenden Zusammenstellung aufgeführt:

Ventilgewicht   18 g
Ventiltotraum   0,8 ml
Konustotraum   3,2 ml
Blockadeflow   13 ± 2 l/min
Leckage   2 ml

Widerstände
(in- und exspiratorisch):   Flow   2 l/min: 0,3 cm WS (2,94 Pa)
                               Flow   6 l/min: 1,0 cm WS (9,81 Pa)
                               Flow 10 l/min: 1,9 cm WS (18,63 Pa)
                               Flow 12 l/min: 2,4 cm WS (23,54 Pa)

Aufgrund dieser Daten lag mit dem Paedi-Ventil ein geeignetes Nichtrückatmungsventil vor, aus dem sich ein Narkosesystem für Kinder entwickeln ließ [51]. Die gängigen Faltenschläuche für die Narkosebeatmung von Erwachsenen waren jedoch für den Anschluß an dieses Ventil nicht geeignet. Zum einen war durch die relativ großen Abmessungen dieser Schläuche das kompressible Luftvolumen zu groß, zum anderen war die Dehnbarkeit der Schlauchwände für die kleineren Hubvolumina im Rahmen der Narkosebeatmung von Kindern nicht tolerabel. Deshalb wurden für das Paedi-Ventil spezielle Schläuche mit einem Innendurchmesser von 10,5 mm und einer Länge von 110 cm aus Latex entwickelt, wobei die Wand dieser Schläuche durch eine eingearbeitete Stahlspirale stabilisiert wurde. Damit erfüllten Ventil- und Schlauchsystem zusammen die Forderung nach guter Handlichkeit, geringem Gewicht und einer niedrigen Systemcompliance (Abb. 34).

Angeschlossen wurde diese Ventil-Schlauch-Kombination an ein festes Metallrohrsystem in Form eines modifizierten T. Über den einen Schenkel erfolgte die Frischgaszufuhr, gleich

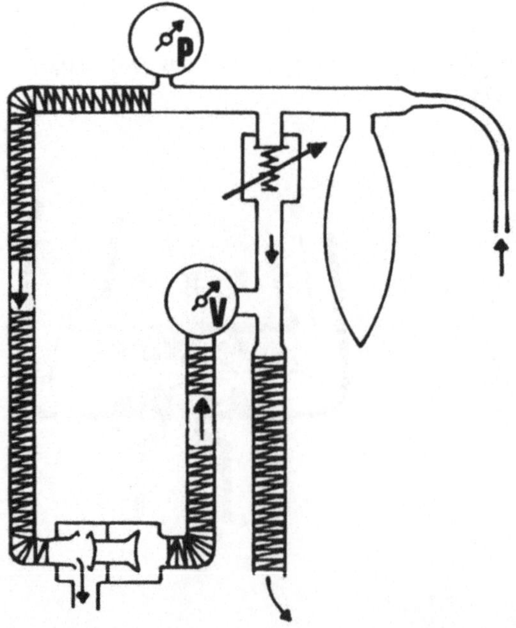

Abb. 34. Schematischer Aufbau des Paedi-Narkosesystems. *P* Manometer, *V* Wright-Spirometer.

dahinter wurde der Reservoirbeutel angeschlossen. Zur Messung der Beatmungsdrucke war zusätzlich auf der Inspirationsseite ein Manometer angebracht. Das Exspirationsvolumen sollte mit einem Wright-Spirometer erfaßt werden, das im Exspirationsschenkel plaziert war. Exspirationsluft und überschüssiges Frischgas wurden dann über einen Abgasschlauch entweder über einen Filter oder über eine Narkosegasabsaugung beseitigt, so daß die Umgebungsbelastung mit Narkosegasen reduziert oder aufgehoben war. Zur Beatmungskontrolle und Sicherung gegen Barotraumen der Lunge war zusätzlich ein Überdruckventil (Spirale mit schrägem Pfeil) zwischen Reservoirbeutel und Manometer angebracht, das sich stufenlos zwischen 0 und 50 mbar einstellen ließ. Zusätzlich konnte man das Ventil vollständig verschließen, so daß dann eine Drucklimitierung bei 140 mbar (14 kPa) vorlag (Spirale mit schrägem Pfeil).

Durch die Metallrohrkonstruktion und die Verwendung der Latexspiralschläuche mit kleinem Innendurchmesser war das Systemvolumen und die Dehnbarkeit der Schläuche gering, so daß daraus insgesamt eine niedrige Systemcompliance resultieren mußte.

Methodik
Unsere Messungen hierzu erfolgten mit einer kalibrierten Spritze. In das Endstück des Systems gaben wir Volumina von 10, 30 und 50 ml, die entsprechenden Druckanstiege wurden mit Hilfe eines geeichten Differentialdruckwandlers aufgezeichnet. Die Messungen erfolgten im System mit dem Verbindungsschlauch zum Beatmungsbeutel, der jedoch selbst für die Compliancemessung nicht angeschlossen war.

Ergebnisse
Der Druckanstieg bei der Gabe von 10 ml Volumen in das System betrug 33 mbar (3,3 kPa) bei 30 ml wurde ein Druck von 105 mbar (10,5 kPa) und bei 50 ml ein Druck von 170 mbar (17 kPa) gemessen. Die entsprechenden Daten sind in Tabelle 4 zusammengestellt.

Tabelle 4. Ergebnisse der Compliancemessungen für das Paedi-System

Volumenzufuhr [ml]	Druckanstieg [mbar bzw. (kPa)]	Compliance [ml/mbar bzw. (Pa)]
10	33 (3,3)	0,30 (30)
30	105 (10,5)	0,29 (29)
50	170 (17)	0,29) (29)

Für die Compliance errechneten wir Werte zwischen 0,29 und 0,30 ml/mbar (29 und 30 ml/Pa) also insgesamt relativ niedrige Werte für das gesamte Paedi-System.

Die Messungen für die exspiratorischen Widerstände im Paedi-System erfolgten bei verschiedenen Stromstärken zwischen 1–10 l/min.

Methodik
In das Endstück des Systems wurde ein Gasstrom mit einem Flow zwischen 1–10 l/min eingeleitet. Die Variationen in der Stromstärke erfolgten jeweils in Abständen von 1 l/min. Die

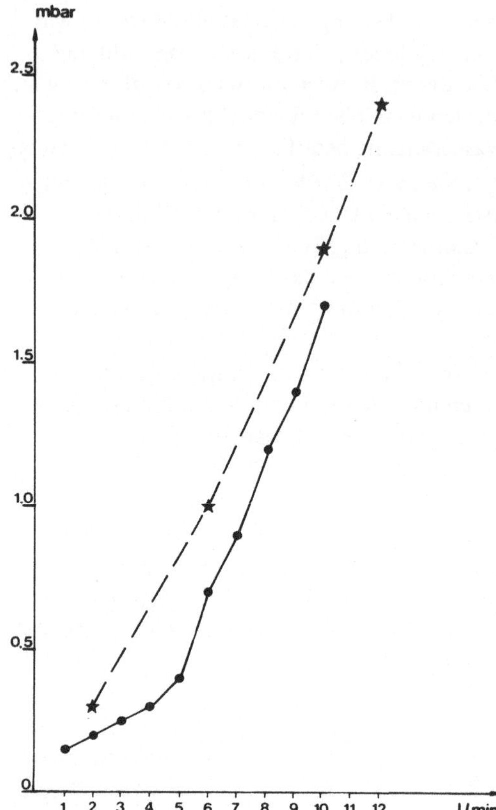

Abb. 35. Exspiratorische Widerstände für das Ambu-Paedi-System (●——●) und das Ambu-Paedi-Ventil (∗———∗) als Vergleich dazu

entsprechenden Druckwerte wurden am Endstück mit Hilfe eines geeichten Differentialdruckwandlers aufgezeichnet. Die Messungen erfolgten dabei mit geöffnetem Überdruckventil. Der Reservoirbeutel mit dem dazugehörigen Verbindungsschlauch war angeschlossen.

Ergebnisse

Die exspiratorischen Widerstände des Paedi-Narkosesystems sind in Abb. 35 dargestellt. Dabei wurde ein Gasstrom von 1–10 l/min in Abständen von 1 l/min in das Endstück des Systems geleitet und der Druck für die verschiedenen Flowbereiche jeweils zwischen der Gaszufuhr und dem Endstück mit dem Differenzdruckwandler gemessen und registriert. Der exspiratorische Widerstand im Paedi-System wurde dabei mit geöffnetem Überdruckventil, aber mit Verbindungsschlauch und Reservoirbeutel bestimmt.

Eingezeichnet sind die von uns für die Flowbereiche bis zu 10 l/min gemessenen Werte im gesamten Paedi-Narkosesystem und die von der Fa. Ambu angegebenen Werte für das Paedi-Ventil. Im Narkosesystem kommt es bei einem Flow von mehr als 5 l/min zu einer Änderung im Verhalten des Widerstandes. Der zunächst flache Anstieg wechselt von da ab in einen steileren Verlauf über. Verglichen mit den Widerstandswerten des Paedi-Ventils liegen unsere Werte zunächst tiefer, die Richtung beider Kurven ist aber bei höheren Stromstärken vergleichbar, so daß man daraus den Schluß ziehen kann, daß das Ventil die bestimmende Größe für den Widerstand ist.

Aus dieser Charakteristik des Paedi-Narkosesystems ergibt sich der Nachteil, daß aufgrund der Widerstände der Einsatz auf das Säuglings- und Kleinkindesalter bis etwa zum 4. Lebensjahr oder bis zu einem entsprechenden Körpergewicht von 15 kg beschränkt bleiben muß. Weiterhin stellten wir fest, daß unser gewünschtes Ziel, die Exspirationsvolumina auch bei kleinen Kindern messen zu können, mit diesem System nicht zu erreichen war. In der endexspiratorischen Pause strömt aufgrund der Ventilfunktion (Vorwärtsleckage, s. oben) immer Frischgas mit in den Exspirationsschenkel, so daß das gemessene Volumen sich aus der Summe von Frischgasmenge aus der „Vorwärtsleckage" und dem Exspirationsvolumen des Kindes zusammensetzt. Dadurch entsteht hier die gleiche Situation wie bei den Spülgassystemen. Damit ist die Volumenmessung auch für das Paedi-Narkosesystem zu ungenau und bei Verwendung dieser Ventile nicht durchführbar. Im Gegensatz zu den Spülgassystemen ist jedoch die endexspiratorische CO_2-Messung durch diese Ventilfunktion nicht gestört, wenn sie zwischen Tubus und dem Paedi-System erfolgt.

Durch die Neuentwicklung dieses Narkosesystems waren wir unserem Ziel, einer besseren Ventilationsüberwachung und einer praktikablen Abgasbeseitigung, zwar näher gekommen, als Nachteile blieben aber die Alterslimitierung und die Ventilfunktion mit der „Vorwärtsleckage". Diese störte nicht nur bei der Volumenmessung, sondern auch bei der Beatmung, weil diese „Vorwärtsleckage" durch eine initiale Flowerhöhung oder auch „Blockadeflow" (s. oben) überwunden werden mußte, um für die Inspiration das Exspirationsventil verschließen zu können. Dadurch ist einerseits zu Beginn der Inspiration das Gefühl für die Beatmung beeinträchtigt, andererseits kann bei ungenügendem Initialflow das Exspirationsventil offen bleiben und somit das gesamte Beatmungsvolumen abfließen, ohne daß der Patient ventiliert wird. Es waren aber nicht nur diese Ventilprobleme des Paedi-Systems, die uns nach weiteren Möglichkeiten für ein verbessertes Narkosesystem suchen ließen. Eine unerwünschte Nebenwirkung und ein entscheidender Nachteil aller halboffenen Systeme, sowohl der Spülgassysteme in Form des Kuhn-Systems als auch der halboffenen Ventilsysteme in Form des Paedi-Systems, ist die Tatsache, daß die Patienten mit kalten und trockenen Narkosegasen beatmet werden müssen. Bei einer Beatmungsdauer von mehr als 1 h führt das zu nachweisbaren Schädigungen der Tracheobronchialschleimhaut [33]. Unabhängig davon kommt es bei Beatmung mit trockenen Narkosegasen zu erhöhten Flüssigkeitsverlusten über eine gesteigerte Perspiratio insensibilis, die immer von einem Wärmeverlust über den Entzug von Verdunstungswärme begleitet wird [47, 70, 145]. Während der Flüssigkeitsverlust leicht durch eine Erhöhung der intraoperativen Zufuhr kompensiert werden kann, wirkt sich der Wärmeverlust gerade bei jungen Säuglingen im Rahmen der Beatmung mit halboffenen Narkosesystemen nachteilig aus. Deshalb wird bei Verwendung dieser Systeme und einer Narkosedauer von mehr als 1 h der Gebrauch von temperaturregulierten Anfeuchtern empfohlen [169]. Die Verwendung solcher Zusatzsysteme schafft aber eine Reihe neuer Probleme, die z. T. durch aufwendige Sicherheits- und Kontrollmaßnahmen begrenzt werden müssen.

3.2 Entwicklung des Kinderkreissystems

Bei Narkosesystemen mit CO_2-Absorption soll man auf solche Zusatzeinrichtungen verzichten können. Durch den Feuchtigkeitsgehalt des Atemkalkes und die exotherme und H_2O-liefernde Reaktion bei der CO_2-Absorption werden Wärme und Feuchtigkeit in den zirkulierenden Luftstrom abgegeben, wobei zusätzlich noch die Exspirationsluft ihren Anteil an

Feuchtigkeit und Wärme dazu liefert. Aus diesen Gründen haben wir uns unabhängig von der Entwicklung des Paedi-Systems auch mit der Frage beschäftigt, unter welchen Voraussetzungen Kreissysteme mit CO_2-Absorption als Narkosesysteme für Kinder in Frage kommen würden. Spezielle Kinderkreissysteme hatten sich in der Routineanwendung nicht durchsetzen können, Erwachsenenkreissysteme wurden erst ab einem Gewicht von 15–20 kg eingesetzt [49]. Angeregt durch die Untersuchungen von Graff et al. [71] und Podlesch [133] sowie durch die Berichte über den Einsatz modifizierter Erwachsenenkreissysteme in Los Angeles [107] und New York [139] haben wir unser übliches Erwachsenenkreisteil auf mögliche Schwachstellen für den Einsatz auch bei kleinen Kindern untersucht. Dabei ergaben sich folgende Punkte:

1. der Totraum der Endstücke war zu groß,
2. das Volumen und die Compliance der Beatmungsschläuche war zu hoch.

Daraus ergab sich zwangsläufig folgende Fragestellung: Verändert man beides, die Endstücke und die Schläuche, in der Weise, daß der Totraum klein und das Volumen in den Schläuchen und die Wanddehnbarkeit niedrig wird, ist dann ein solches modifiziertes Erwachsenenkreissystem für die Beatmung auch kleiner Kinder geeignet?

Als Beatmungsschläuche standen uns aus der Entwicklung des Paedi-Systems die Latexspiralschläuche mit einem Innendurchmesser von 10,5 mm und einer Länge von 110 cm zur Verfügung und erfüllten in idealer Weise die gewünschten Anforderungen. Als Endstück benutzten wir für unsere Untersuchungen zunächst eine handelsübliche Version eines Erwachsenenendstückes (Fa. Bird), das für die Erwachsenenbeatmung angewandt wurde. Der Totraum dieses Endstückes betrug 8 ml (Abb. 36).

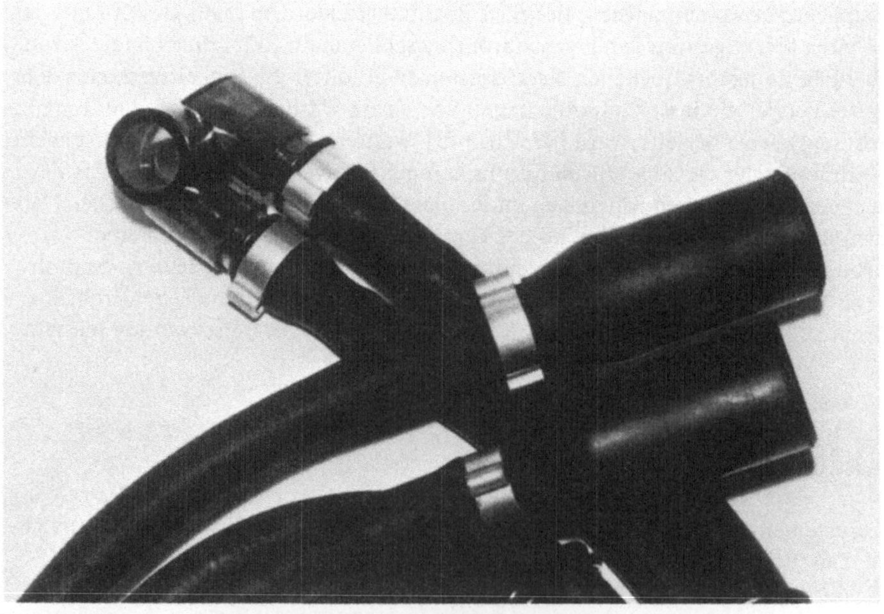

Abb. 36. Latexspiralschläuche für Kinder mit Adapter und Endstück

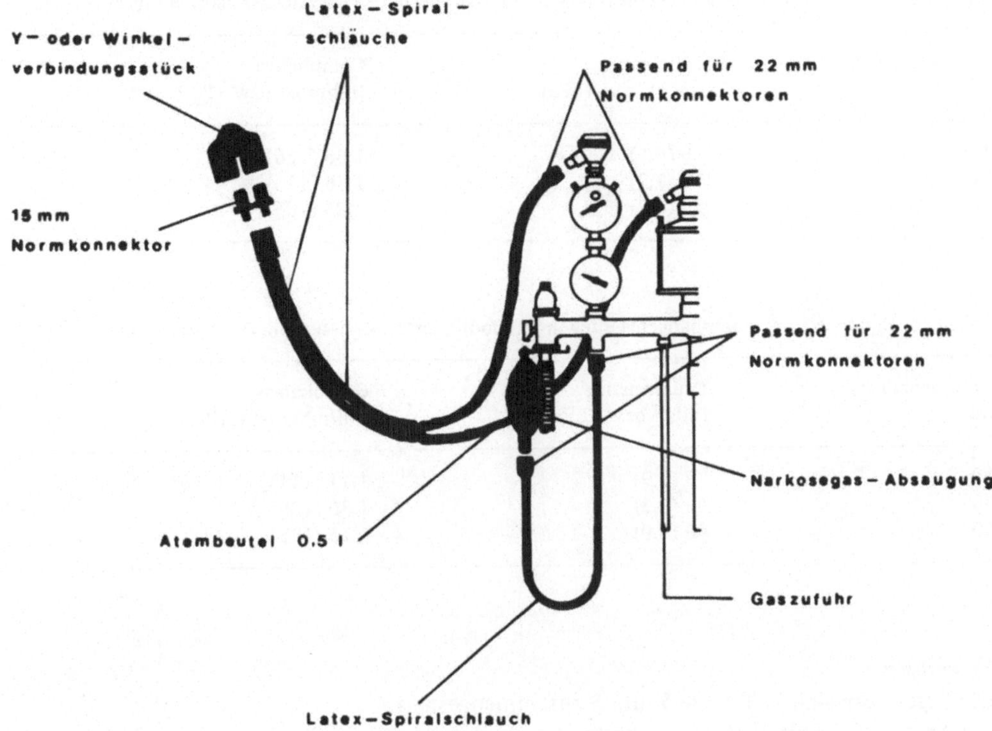

Abb. 37. Schematischer Aufbau des für Kinder modifizierten Erwachsenenkreissystems

Angeschlossen wurde dieses System an das bei uns übliche Erwachsenenkreisteil. Die Ventile dieses Systems bestehen aus leichtgewichtigen Glimmerplättchen, der Öffnungsdruck liegt dabei nach den Untersuchungen von Wawersik [189] mit 2 mm WS (1,96 Pa) deutlich unter dem Öffnungsdruck des Ventils im Foregger-Bloomquist-Kinderkreis, der 6 mm WS (5,88 Pa) beträgt [189], so daß diese Ventile für den Einsatz bei kleinen Kindern geeignet erschienen (Abb. 37).

Zur Charakterisierung dieses von uns für Kinder modifizierten Erwachsenenkreissystems wurde zunächst einmal die Systemcompliance bestimmt.

Methodik

Die Messungen dazu wurden einmal bei Verwendung eines normalen Erwachsenenabsorbers mit 1500 ml Inhalt und einmal mit Hilfe einer verkleinerten Version von 750 ml Inhalt durchgeführt.

Die Messungen erfolgten wie beim Paedi-System ohne Reservoirbeutel, der dazugehörige Verbindungsschlauch war jedoch konnektiert. Das Überdruckventil im System war geschlossen. In das Endstück wurden mit einer kalibrierten Spritze jeweils 10, 30 und 50 ml Volumen gegeben, die daraus resultierenden Druckanstiege wurden mit Hilfe eines geeichten Differentialdruckwandlers gemessen und aufgezeichnet.

Tabelle 5. Ergebnisse der Compliancemessungen im modifizierten Kreissystem. Absorbervolumen 1500 ml

Volumenzufuhr [ml]	Druckanstieg [mbar bzw. (kPa)]	Compliance [ml/mbar bzw. (Pa)]
10	6 (0,6)	1,66 (166)
30	17 (1,7)	1,76 (176)
50	27 (2,7)	1,85 (185)

Tabelle 6. Ergebnisse der Compliancemessungen im modifizierten Kreissystem. Absorbervolumen 750 ml

Volumenzufuhr [ml]	Druckanstieg [mbar bzw. (kPa)]	Compliance [ml/mbar bzw. (Pa)]
10	9 (0,9)	1,11 (111)
30	23 (2,3)	1,30 (130)
50	40 (4,0)	1,25 (125)

Ergebnisse

Die Ergebnisse sind in Tabelle 5 und 6 zusammengestellt.

Im Mittel lag also bei Verwendung eines großen Absorbers die Compliance bei 1,75 ml/mbar (175 Pa) bei Verwendung eines kleinen Absorbers bei 1,22 ml/mbar (122 Pa).

Die Grenzbedingungen für den Einsatz von Erwachsenenkreissystemen bei Kindern werden im wesentlichen durch die 2 folgenden Größen bestimmt:

1. den gerätebedingten Atemwegswiderstand,
2. den apparativen Totraum.

Die Bestimmung der exspiratorischen Widerstände erfolgte in diesem für Kinder modifizierten Erwachsenenkreissystem bei Stromstärken bis zu 50 l/min, weil aufgrund der Abmessungen im gesamten System, im Gegensatz zum Paedi-System, auch der Einsatz bei großen Kindern denkbar war.

Methodik

Die Bestimmung der exspiratorischen Widerstände erfolgte bei diesem für Kinder modifizierten Erwachsenenkreissystem bei 6 verschiedenen Stromstärken zwischen 0 und 50 l/min. Die einzelnen Meßpunkte lagen demnach bei 0, 8,33, 16,66, 24,99, 33,33, 41,66 und 50 l/min. Das Überdruckventil war während der Messungen geöffnet, das Kreissystem war mit einem gefüllten Standarderwachsenenabsorber von 1500 ml-Inhalt ausgerüstet, ebenfalls angeschlossen war der Reservoirbeutel mit Verbindungsschlauch. Die Druckmessung für die verschiedenen Stromstärken erfolgte am Endstück mit Hilfe eines geeichten Differentialdruckwandlers.

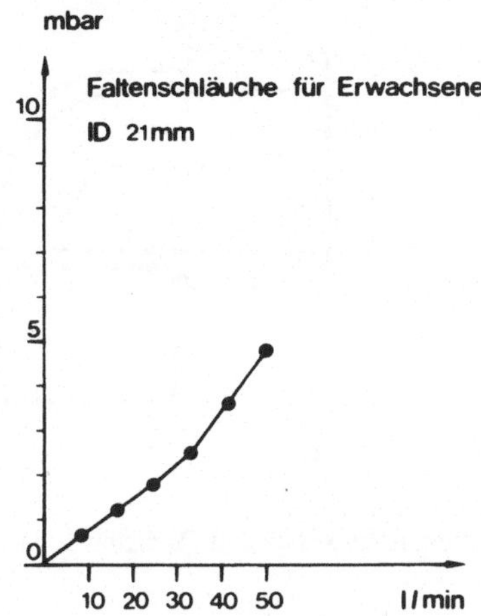

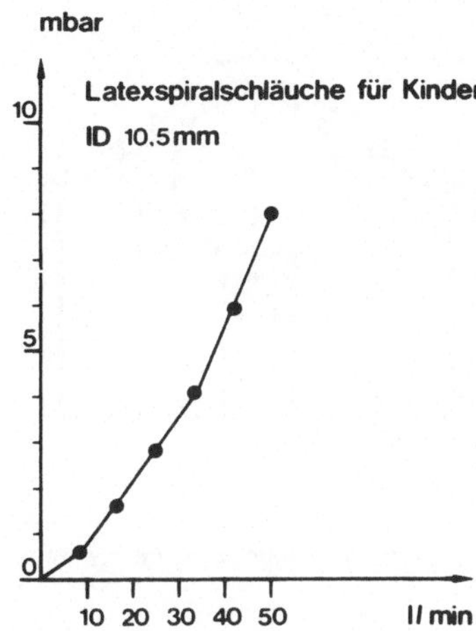

Abb. 38. Ergebnisse der Messungen der exspiratorischen Widerstände bei Verwendung von Erwachsenenschläuchen und Kinderschläuchen

Ergebnisse

Die Ergebnisse der Widerstandsmessungen sind in Abb. 38 dargestellt. Als Vergleich zu den
Kinderschläuchen wurden ebenfalls die Widerstände bei Verwendung der normalen Erwach-
senenschläuche mit dem doppelten Innendurchmesser mitbestimmt.

Aufgrund des geringeren Innendurchmessers fanden sich bei Verwendung der Kinderschläuche bei Stromstärken von über 10 l/min zunehmend höhere Widerstände als bei der
Messung mit den Erwachsenenschläuchen. Bei 30 l/min lagen die Werte bei 3,5 mbar (350 Pa)
im Vergleich zu 2,2 mbar (220 Pa), bei 50 l/min bei 8,0 mbar (800 Pa) im Vergleich zu
4,8 mbar (480 Pa) bei den großlumigen Schläuchen. Obwohl diese Widerstandswerte höher
als im Erwachsenensystem waren, blieben sie aber für die altersentsprechenden Atemstromstärken im unteren Bereich. Die von der ISO empfohlenen oberen Grenzwerte für die exspiratorischen Widerstände liegen für Neugeborene bei einem Flow von 5 l/min bei $\leq$ 5 mbar
(500 Pa), für größere Kinder soll bei einem Flow von 15 l/min der Wert ebenfalls $\leq$ 5 mbar
(500 Pa) sein [94]. Die entsprechenden Werte bei Verwendung der Latexspiralschläuche lagen bei einem Flow von 5 l/min bei 0,4 mbar (40 Pa) und bei einem Flow von 15 l/min bei
1,5 mbar (150 Pa), also deutlich unter den von der ISO empfohlenen Werten. Die obere
Grenze von 5 mbar (500 Pa) wurde erst bei einem Flow von etwa 38 l/min erreicht, so daß
auch für größere Kinder eine ausreichende Toleranzbreite bei Verwendung der Kinderschläuche
gegeben ist.

Um den gerätebedingten Totraum der bei Verwendung des Endstückes der Fa. Bird noch
bei 8 ml lag, weiter zu verringern, haben wir in Zusammenarbeit mit der Fa. Rüsch neue Endstücke entwickelt (Abb. 39a, b).

Wir konnten dabei den Totraum des Winkelstückes auf 5 ml reduzieren, bei Intubationsnarkosen verringert sich dieser Totraum durch den Konnektor des Tubus auf etwa 2,4 ml.

Für Eingriffe im Kopf- und Halsbereich, bei denen eine flache Führung der Beatmungsschläuche erforderlich ist, und für die Fälle, bei denen der Totraum so gering wie möglich

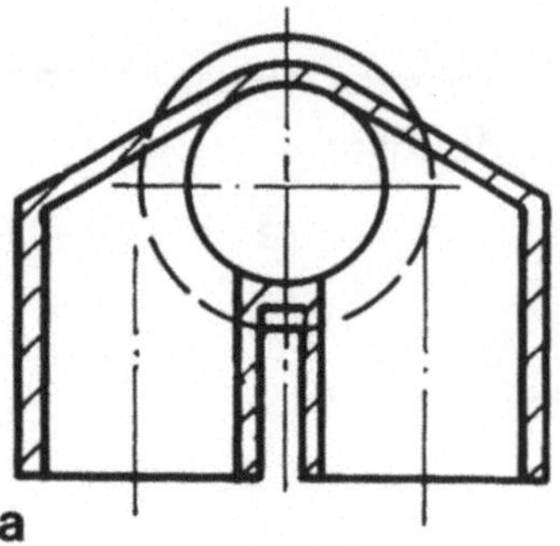 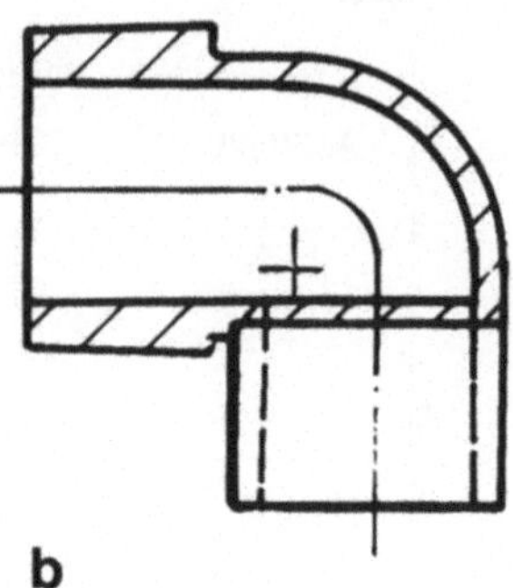

Abb. 39a, b. Aufsicht (a) und Seitenansicht (b) des neuen Winkelstückes (Maßstab 1 : 1)

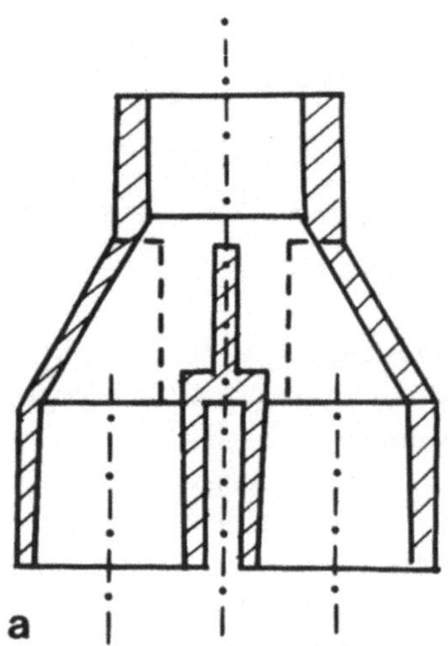 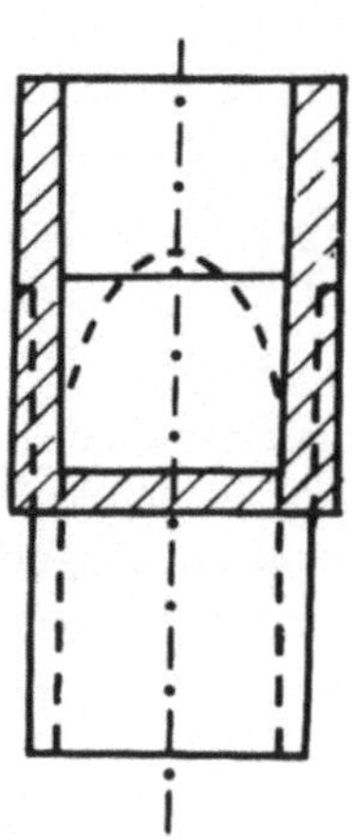

Abb. 40a, b. Aufsicht (a) und Seitenansicht (b) des neuen Y-Stückes (Maßstab 1 : 1)

sein muß, d. h. vor allen Dingen bei Kindern mit einem Körpergewicht unter 3000 g, haben wir zusätzlich noch eine Y-Version als weiteres Endstück entwickelt (Abb. 40a, b).

Der Totraum dieses Y-Stückes beträgt 3 ml, bei Intubationsnarkosen sinkt er aber durch die Einführung des Konnektors auf Werte unter 0,5 ml. Damit garantiert dieses Endstück auch bei untergewichtigen Säuglingen einen minimalen Totraum während der Narkosebeatmung.

Durch die Verwendung der Latexspiralschläuche in Verbindung mit diesen neuen Endstücken war ein Schlauchset entstanden, das, angeschlossen an ein normales Kreissystem für Erwachsene, aufgrund der vorliegenden Daten für die Compliance, den exspiratorischen Widerstand und den apparativen Totraum für die Narkosebeatmung von Kindern aller Altersstufen geeignet sein mußte (Abb. 41).

Damit hatten wir durch die Entwicklung dieses halbgeschlossenen Kreissystems für die Narkosebeatmung des gesamten Kindesalters und des halboffenen Paedi-Systems als speziel-

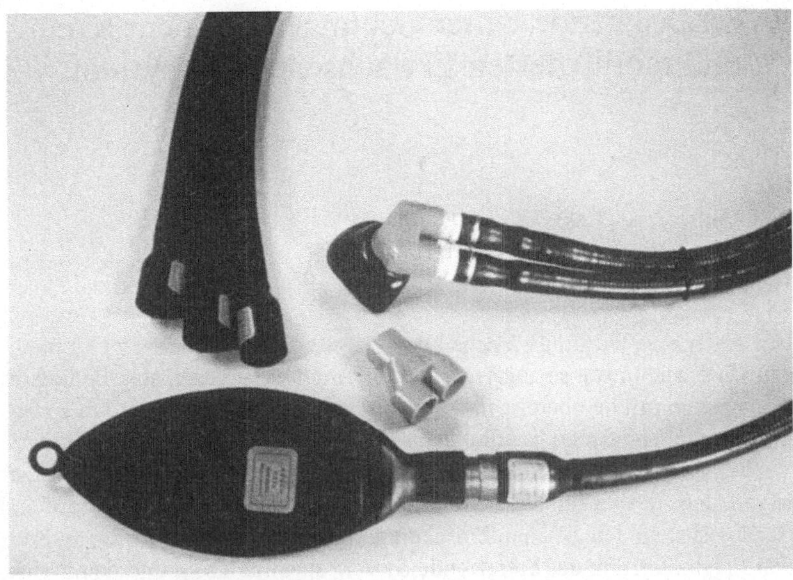

Abb. 41. Ulmer Kindernarkoseset

les Narkoseset für Säuglinge und Kleinkinder 2 Alternativen zum Kuhn-System geschaffen. Die Nachteile dieses Systems, sowohl die eingeschränkten Möglichkeiten in der Beatmungsüberwachung als auch die primär fehlende Abgasableitung, hatten wir durch die Neukonstruktionen teilweise oder vollständig eliminieren können.

Es war nun der Nachweis zu führen, daß beide Neuentwicklungen von der Funktion her dem Kuhn-System ebenbürtig oder möglicherweise sogar überlegen waren.

4 Vergleichende Untersuchungen mit dem Kuhn-, Paedi- und modifizierten Erwachsenenkreissystem

Um später eine Wertung zwischen den 3 Systemen vornehmen zu können, wurden die folgenden Untersuchungen so angelegt, daß unter den verschiedensten Bedingungen das modifizierte Kreissystem mit den bereits in der klinischen Routine angewandten Kuhn- und Paedi-Systemen verglichen werden konnte. Dabei boten vom Ansatz her *vergleichende* Messungen den Vorteil, daß zwar methodische Fehler durch die Versuchsbedingungen nicht auszuschließen waren, daß sie aber für alle 3 Systeme konstant gehalten werden konnten. Dadurch, daß jedes Narkosesystem den gleichen Prüfbedingungen unterworfen wurde, mußten Unterschiede in den Ergebnissen für das betreffende System spezifisch sein und damit eine Aussage im Vergleich zu den anderen Systemen ermöglichen. Die vergleichenden Untersuchungen wurden in 3 Schritten durchgeführt:

4.1 Experimentelle Untersuchungen

Die vorliegenden Meßergebnisse im modifizierten Kreissystem für die Compliance, die exspiratorischen Widerstände und den apparativen Totraum erlaubten zunächst nur den Schluß, daß diese Daten für die Narkosebeatmung bei Kindern aller Altersstufen akzeptabel waren. Eine Aussage über eine sichere Funktion des Systems, ganz besonders bei niedrigen Atemhubvolumina und hohen Atemfrequenzen, war damit noch nicht möglich. Vor allen Dingen fehlten für diese Bedingungen noch entsprechende Untersuchungen zur Ventilfunktion. Hinzu kam noch, daß durch die patientenferne Lokalisation der Ventile zusätzliche Probleme entstehen konnten. Eine Fehlfunktion der Ventile, sei sie durch die Konstruktion, die Lokalisation oder durch beides bedingt, hätte u. a. zur Folge, daß bei der Exspiration Ausatemluft in den Inspirationsschenkel gelangen könnte und dann bei der nächsten Inspiration wieder eingeatmet oder auch rückgeatmet werden müßte. Für den Patienten kann durch eine solche Rückatmung die Gefahr einer Hypoxämie und Hyperkapnie entstehen; deshalb steht dieses Problem bei der Überprüfung einer sicheren Narkosesystemfunktion ganz im Vordergrund. Es läßt sich also über den Nachweis einer Rückatmung eine Aussage über die Funktionstüchtigkeit eines Narkosesystems machen, d. h. bei Ventilsystemen über die Ventilfunktion oder bei Spülgassystemen über den Spüleffekt in Abhängigkeit vom Frischgasfluß.

4.1.1 Entwicklung eines Lungenmodells

Zur Überprüfung dieser Frage entwickelten wir ein Lungenmodell, mit dem wir eine Spontanatmung auch mit niedrigen Atemhubvolumina und hohen Atemfrequenzen simulieren konn-

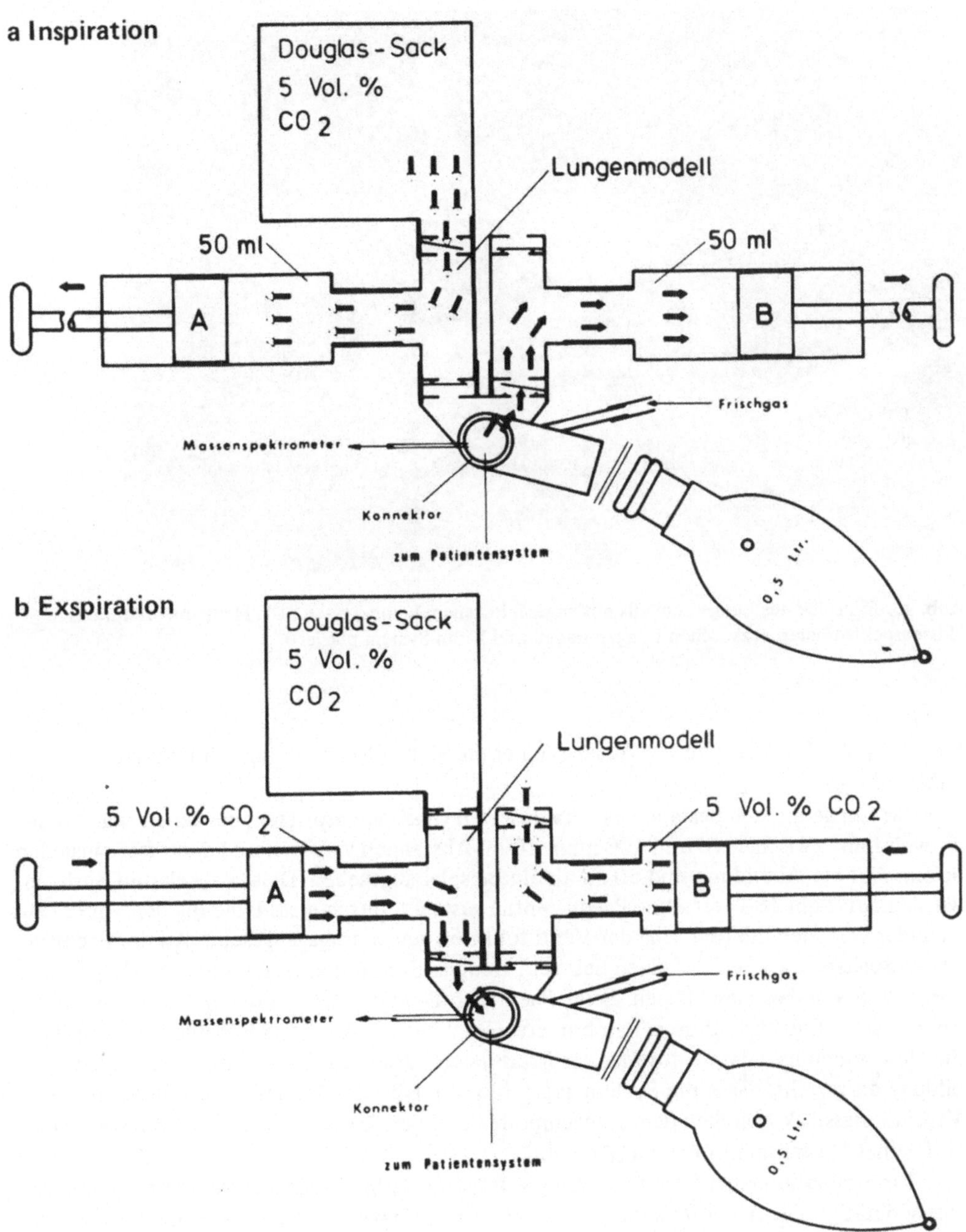

Abb. 42a, b. Funktionsschema des Lungenmodells. **a** Inspiration, **b** Exspiration. Näheres s. Text

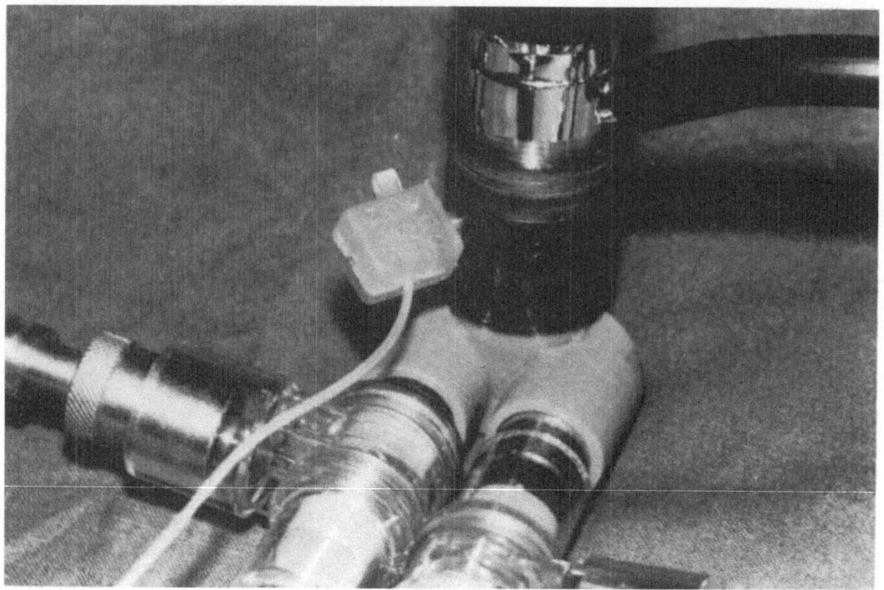

Abb. 43. Endstück des Lungenmodells mit angeschlossenem Kuhn-System. Die Meßkapillare für das Massenspektrometer ist zwischen Lungenmodell und Kuhn-System plaziert

ten [6, 7]. Als Indikator für das Ausmaß einer möglichen Rückatmung wählten wir das CO_2 (Abb. 42a, b).

Das Lungenmodell bestand aus 2 kalibrierten Glaskolbenspritzen, bei denen sich Atemhubvolumina zwischen 10 und 100 ml in 10-ml-Abständen variieren und dann fest einstellen ließen. Auf der Abbildung sind 50 ml als ein Beispiel angegeben. Diese kalibrierten Spritzen wurden auf 2 um 180° versetzte Paedi-Ventile gesteckt, durch diese Drehung der Ventile zueinander war auch die Richtung der Ventilfunktion genau entgegengesetzt. An das Paedi-Ventil der Spritze A war auf der einen Seite ein Douglas-Sack mit einem definierten CO_2-Gehalt von z. B. 5 Vol.-% angeschlossen. Beide Paedi-Ventile mündeten auf der anderen Seite in ein gemeinsames Endstück, dessen Totraum etwa 8 ml betrug. An dieses Endstück wurden für die Untersuchungen dann entweder das Kreissystem, das Paedi-System oder, wie in der Abbildung dargestellt, das Kuhn-System angeschlossen. Die CO_2-Messungen erfolgten in dem Verbindungsstück zwischen dem Lungenmodell und dem betreffenden Narkosesystem mit Hilfe eines Massenspektrometers (Abb. 43).

Zur Simulation einer Spontanatmung wurden beide Spritzen *gleichzeitig* und *gleichsinnig* betätigt. Die Atemfrequenz, d. h. die Geschwindigkeit, mit der die Spritzenkolben hin und her bewegt wurden, wurde durch einen akustischen Taktgeber vorgegeben und variierte zwischen 10/min und 60/min in 10er Schritten.

Bei der Simulation der Inspirationsphase (s. Abb. 42a) zog aufgrund der Ventilfunktion die Spritze B das definierte Volumen, in der Abbildung 50 ml, aus dem Konnektorraum, gleichzeitig wurde von der Spritze A das gleiche Volumen aus dem Douglas-Sack abgezogen und enthielt 5 Vol.-% CO_2.

Bei der Simulation der Exspiration (s. Abb. 42b) drückte, wiederum vorgegeben durch die Funktion der Paedi-Ventile, die Spritze A das CO_2-haltige Gasgemisch in Richtung Konnektor und Narkosesystem, während das gleiche Volumen der Spritze B nach außen entleert wurde. Das angeschlossene Narkosesystem (in Abb. 42a, b ist als Beispiel das Kuhn-System dargestellt) wurde jeweils von 4 bzw. 6 l/min Frischgas durchströmt. Bis zum Ende der Exspiration konnte so das CO_2-haltige Gasgemisch aus der Spritze A über das Narkosesystem abströmen. Wenn sich dann bei der nächsten Inspiration – Spritze B aspirierte erneut das definierte Volumen aus dem Konnektorraum – noch CO_2 an dem Verbindungsstück zwischen dem Lungenmodell und dem Narkosesystem nachweisen ließ, mußte es aus dem betreffenden Narkosesystem stammen. Somit war der Nachweis von CO_2 bei der Inspiration ein direktes Maß für die Rückatmung und damit für die Funktionsfähigkeit der 3 untersuchten Narkosesysteme unter den definierten Testbedingungen. Aufgrund der Versuchsanordnung ließ sich der Meßvorgang für die jeweils festgelegten Größen von Atemfrequenz und Atemhubvolumen beliebig oft wiederholen, so daß die Nachteile von punktuellen Einzelmessungen aufgehoben waren.

4.1.2 Experimentelle Untersuchungen am Lungenmodell zur Frage der Rückatmung in den 3 Systemen

Methodik
Für die Untersuchungen am Lungenmodell, mit denen bei den 3 Narkosesystemen das Ausmaß einer möglichen Rückatmung gemessen werden sollte, wurden die Hubvolumina zwischen 10 und 100 ml in 10-ml-Schritten variiert. Für die gewählten Hubvolumina wurden folgende Atemfrequenzen festgelegt, wobei sich diese Auswahl an den physiologischen Größen orientierte (Tabelle 7).

Die gewählten Hubvolumina konnten an den kalibrierten Spritzen A und B durch eine Schraubenklemme an den Kolbenstangen fest eingestellt werden, die entsprechenden Frequenzen wurden durch einen akustischen Taktgeber vorgegeben. Die Nullpunkteichung des Massenspektrometers erfolgte mit Raumluft, das Gasgemisch im Douglas-Sack enthielt nach genauer Analyse mit Hilfe des Massenspektrometers 4,8 Vol.-% CO_2. Der Flow in den untersuchten Narkosesystemen wurde einmal auf 4 l/min und einmal auf 6 l/min eingestellt, als

Tabelle 7. Atemfrequenzen und Hubvolumina für die Untersuchungen am Lungenmodell

Hubvolumen [ml]	Atemfrequenz/min
10	40, 50, 60
20	40, 50, 60
30	40, 50, 60
40	30, 40, 50, 60
50	20, 30, 40, 50, 60
60	20, 30, 40, 50
70	20, 30, 40, 50
80	20, 30, 40, 50
90	20, 30, 40, 50
100	20, 30, 40, 50

Tabelle 8. Rückatmung [Vol.-% CO_2 inspiratorisch] im Kuhn-System in Abhängigkeit von dem Atemhubvolumen und der Atemfrequenz. Frischgasfluß 4 l/min

Hubvolumen [ml]	20	30	40	50	60	Atemfrequenz min
10			0 %	0 %	0,1 %	
20			0,1 %	0,2 %	0,3 %	
30			0,2 %	0,3 %	0,4 %	
40		0,2 %	0,4 %	0,5 %	0,7 %	
50	0,1 %	0,2 %	0,4 %	0,6 %	0,7 %	
60	0,1 %	0,3 %	0,4 %	0,7 %		
70	0,1 %	0,3 %	0,6 %	0,8 %		
80	0,2 %	0,4 %	0,7 %	0,9 %		
90	0,3 %	0,5 %	0,7 %	0,8 %		
100	0,3 %	0,4 %	0,6 %	0,8 %		

Frischgas benutzten wir Sauerstoff. Die CO_2-Messungen erfolgten an der Konnektionsstelle zwischen dem Lungenmodell und dem Narkosesystem und wurden kontinuierlich bei In- und Exspiration mit Hilfe des geeichten Schreibers im Massenspektrometer aufgezeichnet.

Ergebnisse

Die CO_2-Konzentrationen, die beim Kuhn-, Paedi- und Kreissystem bei der Inspiration erhoben werden konnten, wurden zunächst bei einem Frischgasfluß von 4 l/min im Narkosesystem gemessen. Die Ergebnisse sind für jedes Narkosesystem in den Tabellen 8—10 zusammengestellt.

Beim Kuhn-System zeigte sich, wie eigentlich bei einem Spülgassystem vom Mapleson-F-Typ nicht anders zu erwarten, die deutliche Abhängigkeit zwischen dem Ausmaß der

Tabelle 9. Rückatmung [Vol.-% CO_2 inspiratorisch] im Paedi-System in Abhängigkeit vom Atemhubvolumen und der Atemfrequenz. Frischgasfluß 4 l/min

Hubvolumen [ml]	20	30	40	50	60	Atemfrequenz min
10			0 %	0 %	0,1 %	
20			0 %	0 %	0,1 %	
30			0 %	0 %	0,1 %	
40		0 %	0 %	0 %	0 %	
50	0 %	0 %	0 %	0 %	0 %	
60	0 %	0 %	0 %	0 %		
70	0 %	0 %	0 %	0 %		
80	0 %	0 %	0 %	0 %		
90	0 %	0 %	0 %	0,1 %		
100	0 %	0 %	0 %	0,1 %		

Rückatmung, hier dargestellt an der CO_2-Konzentration bei der Inspiration, und der Höhe des Frischgasflusses. Um diese Beziehung noch weiter zu verdeutlichen, haben wir in Abb. 44 die Werte der inspiratorischen CO_2-Konzentration in Verbindung mit den Atemhubvolumina als Produkt aus der jeweiligen Atemfrequenz und dem dazugehörigen Atemhubvolumen noch einmal getrennt aufgezeichnet.

Bei einem Atemminutenvolumen von 1,2 l/min war der Frischgasflow im System mit 4 l/min mehr als 3mal so hoch, entsprechend lagen die inspiratorischen CO_2-Werte im Mittel nicht über 0,2 Vol.-%, also in einem Bereich, der klinisch nicht relevant ist. Bei einem Atemminutenvolumen von 2 l/min war dann der Frischgasfluß nur noch doppelt so hoch, folglich waren nun die inspiratorischen CO_2-Werte schon im Mittel bei 0,4 Vol.-% zu messen. Bei einem Atemminutenvolumen von 4, 4,5 oder 5 l/min lag der Frischgasfluß im System in

Tabelle 10. Rückatmung [Vol.-% CO_2 inspiratorisch] im Kreissystem in Abhängigkeit vom Atemhubvolumen und der Atemfrequenz. Frischgasfluß 4 l/min

Hubvolumen [ml]	20	30	40	50	60	Atemfrequenz min
10			0 %	0 %	0,1 %	
20			0,1 %	0,1 %	0,2 %	
30			0,1 %	0,1 %	0,1 %	
40		0,1 %	0,1 %	0,1 %	0,1 %	
50	0 %	0 %	0 %	0,1 %	0,1 %	
60	0 %	0,1 %	0,1 %	0,1 %		
70	0 %	0 %	0,1 %	0,1 %		
80	0 %	0,1 %	0,1 %	0,1 %		
90	0 %	0,1 %	0,1 %	0,1 %		
100	0 %	0,1 %	0,1 %	0,1 %		

gleicher Höhe oder sogar leicht unter dem Atemminutenvolumen, die inspiratorischen CO_2-Werte stiegen nun weiter deutlich an und schwankten zwischen 0,6 und 0,9 Vol.-%, d. h., daß etwa bis zu 20% der Exspirationsluft rückgeatmet wurden.

Die Korrelation zwischen dem Frischgasfluß und dem Atemminutenvolumen ist bei Spülgassystemen für den praktisch-klinischen Gebrauch als Leitlinie zwar von Nutzen, diese Korrelation ist jedoch nur ein indirektes Maß für die Möglichkeit der Rückatmung. Die direkte Beziehung besteht zwischen der maximalen Stromstärke bei Inspiration und der Stromstärke des Frischgasflusses. In Abb. 45a–c wurden daher unsere Werte für die inspiratorische CO_2-Konzentration bei einem festen Hubvolumen von 50 ml in Abhängigkeit von der Atemfrequenz aufgetragen, um dadurch die Auswirkung der unterschiedlichen inspiratorischen Stromstärken demonstrieren zu können.

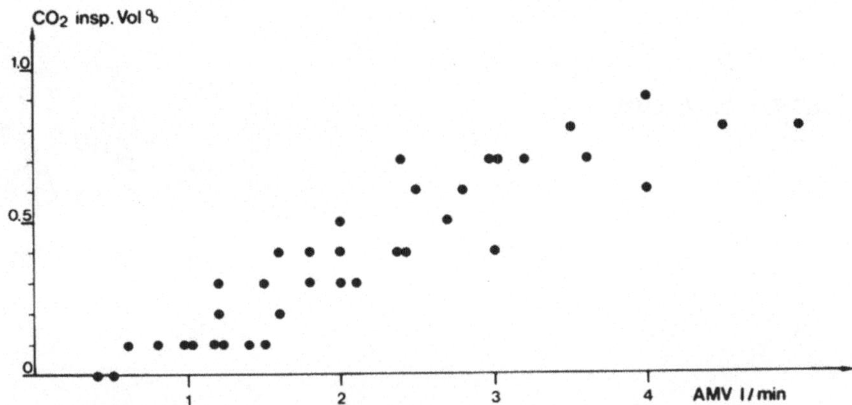

Abb. 44. Abhängigkeit der Rückatmung im Kuhn-System von der Relation zwischen Frischgasflow (4 l/min) und Atemminutenvolumen (*AMV*)

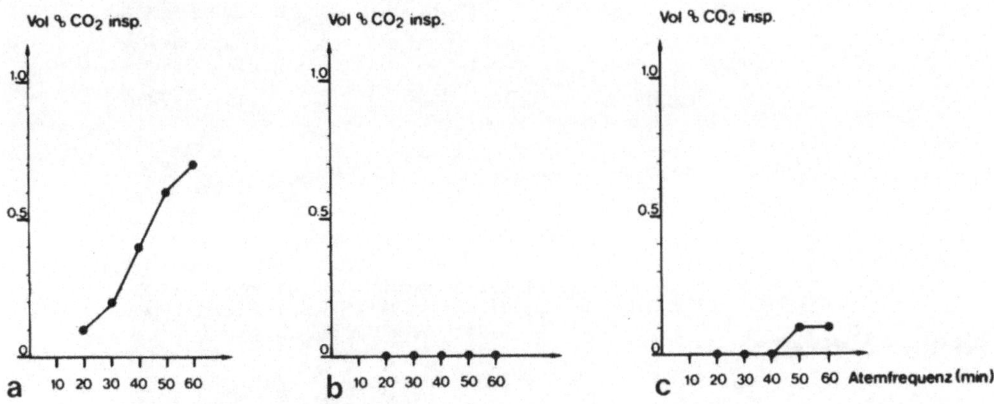

Abb. 45a—c. Rückatmung im Kuhn- (a), Paedi- (b) und Kreissystem (c) bei verschiedenen inspiratorischen Atemstromstärken. Frischgasflow 4 l/min, Hubvolumen 50 ml

Aus der Abbildung ersieht man, daß mit zunehmender inspiratorischer Stromstärke — als Folge der Atemfrequenzerhöhung bei konstantem Volumen — die inspiratorische CO$_2$-Konzentration ansteigt und daraus eine fast lineare Beziehung zwischen beiden Größen resultierte.

Im Paedi-System wie auch im Kreissystem konnten wir in keinem Fall bei Inspiration mehr als 0,2 Vol.-% CO$_2$ nachweisen (s. Tabelle 9 und 10). Beim Paedi-System waren überhaupt nur 5mal Werte von 0,1 Vol.-% zu messen. Im Kreissystem waren ab einer Frequenz von 30 Atemhüben/min praktisch immer 0,1 Vol.-% CO$_2$ nachzuweisen. In der Darstellung der Ergebnisse beim Hubvolumen von 50 ml zeigten beide Ventilsysteme im Gegensatz zum Kuhn-System, daß keine (Paedi-System) oder eine minimale, klinisch aber nicht relevante Rückatmung von 0,1 Vol.-% CO$_2$ zu messen war (Kreissystem, Atemfrequenz 50—60). Die

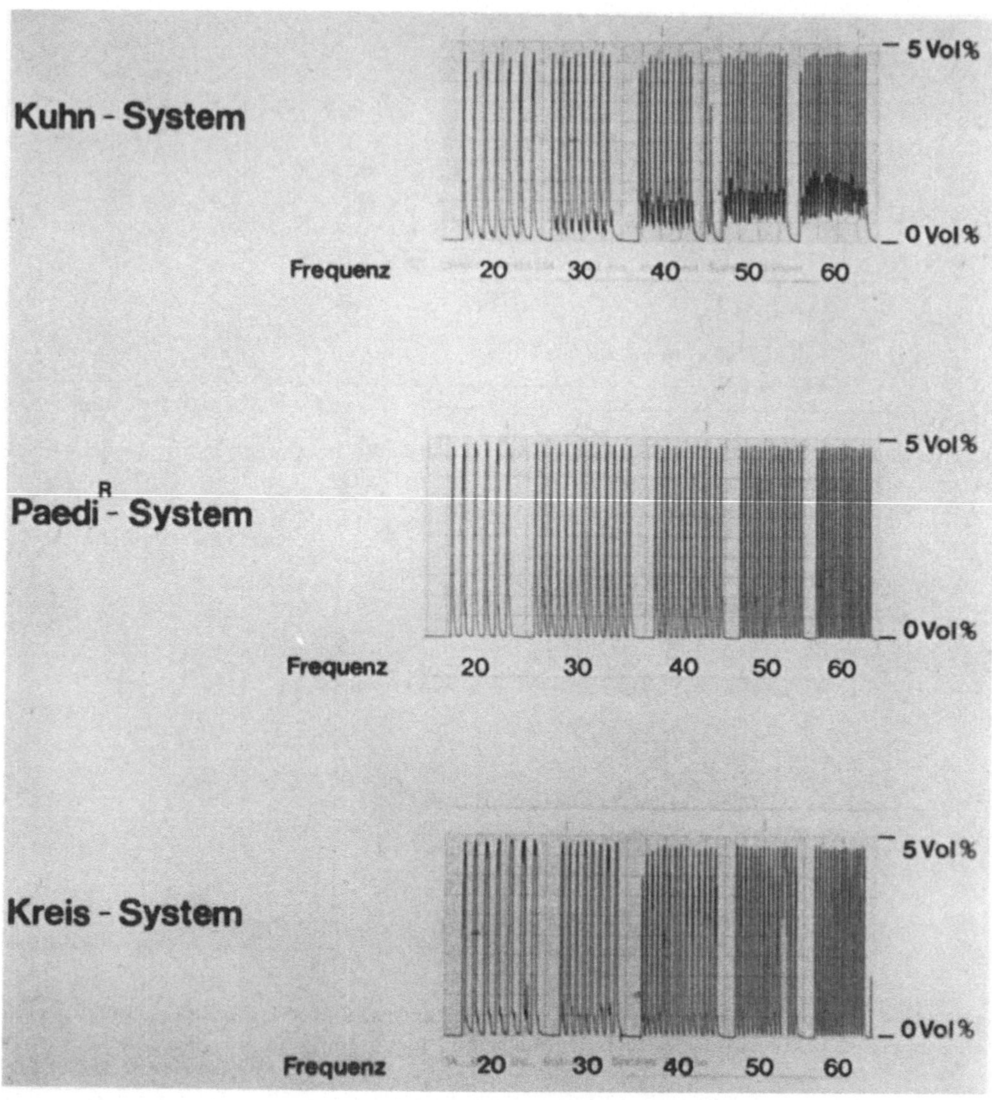

Abb. 46. Originalregistrierung der Rückatmung in den 3 Systemen bei einem Hubvolumen von 50 ml und Atemfrequenzen zwischen 20 und 60 Atemhüben/min. Frischgasfluß 4 l/min, Papiergeschwindigkeit 1 mm/s

Originalregistrierung bei dem Hubvolumen von 50 ml und den entsprechenden Frequenzen bei einem Frischgasfluß von 4 l/min im Narkosesystem ist in Abb. 46 für alle 3 untersuchten Narkosesysteme dargestellt.

Dieselben Messungen wurden für alle 3 Narkosesysteme auch bei einem Frischgasflow von 6 l/min durchgeführt. Die Ergebnisse sind in den Tabellen 11—13 zusammengestellt.

Während sich beim Paedi- und Kreissystem bei diesem Frischgasflow in keinem Fall mehr bei der Inspiration CO_2 nachweisen ließ, zeigte das Kuhn-System wieder in Abhängig-

Tabelle 11. Rückatmung [Vol.-% CO_2 inspiratorisch] im Kuhn-System in Abhängigkeit vom Atemhubvolumen und der Atemfrequenz. Frischgasfluß 6 l/min

Hubvolumen [ml]	20	30	40	50	60
10			0 %	0 %	0 %
20			0 % .	0 %	0 %
30			0 %	0 %	0 %
40		0 %	0 %	0 %	0 %
50	0 %	0 %	0 %	0,1 %	0,1 %
60	0 %	0 %	0 %	0,2 %	
70	0 %	0 %	0 %	0,1 %	
80	0 %	0 %	0,2 %	0,4 %	
90	0 %	0 %	0,2 %	0,3 %	
100	0 %	0 %	0,3 %	0,5 %	

(Spaltenüberschrift: Atemfrequenz min)

keit von der Relation Frischgasflow und Atemminutenvolumen eine Rückatmung in wechselnder Stärke, jedoch lagen diese Werte, bedingt durch den höheren Frischgasfluß, in keinem Fall mehr über 0,5 Vol.-% CO_2.

Zusammengefaßt sind die beiden Ventilsysteme, Paedi- und Kreissystem aufgrund einer suffizienten Ventilfunktion unter unseren Testbedingungen praktisch rückatmungsfrei und unabhängig vom Frischgasfluß. Beim Kuhn-System konnten wir dagegen die bekannte Abhängigkeit der Rückatmung von der Relation des Frischgasflows und der maximalen inspiratorischen Atemstromstärke, bzw. indirekt von dem Atemminutenvolumen, mit Hilfe unserer Lungenmodelluntersuchungen eindeutig dokumentieren.

Tabelle 12. Rückatmung [Vol.-% CO_2 inspiratorisch] im Paedi-System in Abhängigkeit vom Atemhubvolumen und der Atemfrequenz. Frischgasfluß 6 l/min

Hubvolumen [ml]	20	30	40	50	60	Atemfrequenz min
10			0 %	0 %	0 %	
20			∩ %	0 %	0 %	
30			0 %	0 %	0 %	
40		0 %	0 %	0 %	0 %	
50	0 %	0 %	0 %	0 %	0 %	
60	0 %	0 %	0 %	0 %		
70	0 %	0 %	0 %	0 %		
80	0 %	0 %	0 %	0 %		
90	0 %	0 %	0 %	0 %		
100	0 %	0 %	0 %	0 %		

4.1.3 Untersuchungen zur Frage der Latenzzeit bei Änderung der Gaszusammensetzung in den 3 Systemen

Ein Nachteil der halbgeschlossenen Kreissysteme mit CO_2-Absorption liegt, im Vergleich zu den halboffenen Narkosesystemen, in der Tatsache, daß gewünschte Veränderungen in der Konzentration der Gasgemische nur mit einer gewissen Verzögerung oder Latenzzeit beim Patienten wirksam werden. Die Ursache hierfür ist ein Verdünnungseffekt, den die rezirkulierende Exspirationsluft und das Luftvolumen im Kreissystem selbst auf die Frischgasmengenzusammensetzung ausübt. Um die Größenordnung dieser Latenzzeit bei Änderung der Gaskonzentrationen zwischen unseren 3 Systemen, dem Kuhn-, Paedi- und Kreissystem, zu vergleichen, haben wir im Experiment diese Latenzzeit bei plötzlicher Änderung der

Tabelle 13. Rückatmung [Vol.-% CO_2 inspiratorisch] im Kreissystem in Abhängigkeit vom Atemhubvolumen und der Atemfrequenz. Frischgasfluß 6 l/min

Hubvolumen [ml]	20	30	40	50	60	Atemfrequenz min
10			0 %	0 %	0 %	
20			0 %	0 %	0 %	
30			0 %	0 %	0 %	
40		0 %	0 %	0 %	0 %	
50	0 %	0 %	0 %	0 %	0 %	
60	0 %	0 %	0 %	0 %		
70	0 %	0 %	0 %	0 %		
80	0 %	0 %	0 %	0 %		
90	0 %	0 %	0 %	0 %		
100	0 %	0 %	0 %	0 %		

Sauerstoffkonzentration von 21 auf 60 Vol.-% gemessen. Die 60-%-Marke als Endwert nach oben wurde dabei rein willkürlich gewählt.

Methodik

In den Frischgasanschluß des Kuhn-, Paedi- und modifizierten Erwachsenenkreissystems wurde jeweils ein Sauerstoffdruckluftgemisch mit einem O_2-Anteil von 21 Vol.-% eingeleitet (Abb. 47).

Für die Einstellung des Sauerstoffanteils benutzten wir einen Sauerstoffmischer, die Werte von 21 und 60 Vol.-% wurden mit dem Massenspektrometer überprüft und der Schreiber des Massenspektrometers damit geeicht. Der Flow wurde für diese Untersuchungen auf 4 bzw. 10 l/min festgelegt, der Meßpunkt für die Sauerstoffkonzentration befand sich am je-

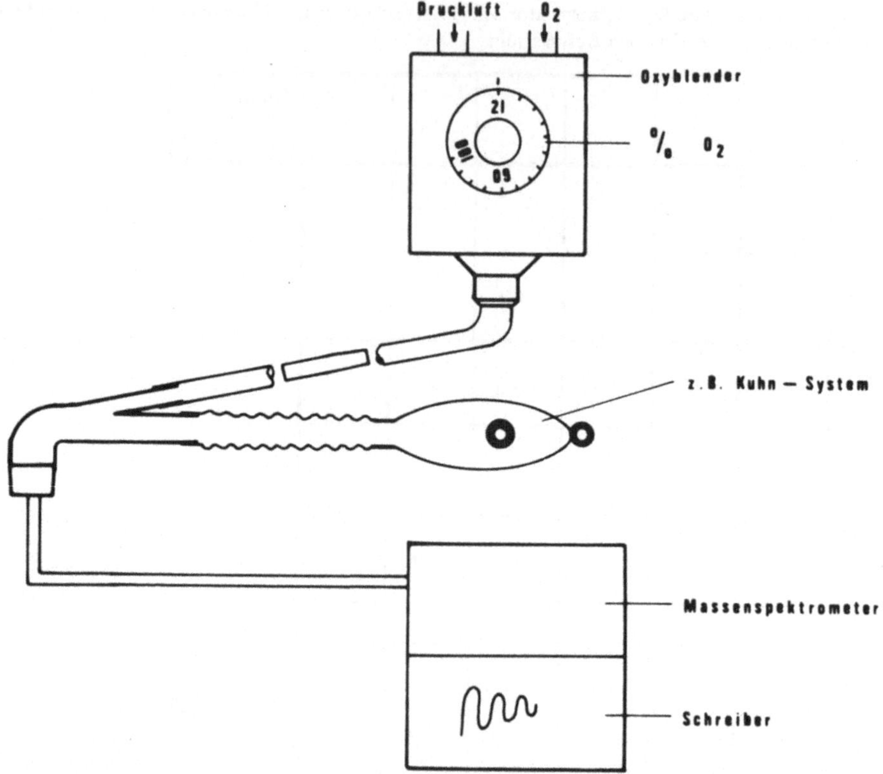

Abb. 47. Versuchsaufbau für die Messung der Latenzzeit, dargestellt am Beispiel des Kuhn-Systems

weiligen Endstück der betreffenden Narkosesysteme. Für die Messungen war das Kreissystem auf die halbgeschlossene Funktion eingestellt, im Kreissystem befand sich einmal ein gefüllter 1500-ml-Erwachsenenabsorber und einmal eine verkleinerte Version von 750 ml Inhalt. Die Überdruckventile im Paedi- und Kreissystem waren während der Messungen so weit wie möglich geöffnet. Die Messungen erfolgten am Endstück gegen die Atmosphäre, die Sauerstoffkonzentrationen wurden kontinuierlich mit dem Schreiber des Massenspektrometers am Endstück erfaßt, um nach dem plötzlichen Umstellen von 21 auf 60 Vol.-% O_2 das Zeitintervall bis zum Erreichen dieses Wertes am Endstück erfassen zu können. Dieses Zeitintervall wird im folgenden als Latenzzeit bezeichnet.

Ergebnisse

Die Meßergebnisse sind in den Tabellen 14 und 15 zusammengefaßt.

Aufgrund dieser Meßergebnisse ließ sich zeigen, daß die beiden halboffenen Narkosesysteme, das Kuhn- und Paedi-System, auf die Änderung der Sauerstoffkonzentration gleich schnell reagierten. Für beide untersuchten Flowbereiche waren die Latenzzeiten praktisch identisch.

Im halbgeschlossenen Kreissystem dagegen dauerte es doppelt so lange, bis die Umstellung von 21 auf 60 Vol.-% O_2 am Endstück gemessen werden konnte. Die Größe der Absorber spielte dabei nur eine untergeordnete Rolle.

Tabelle 14. Ergebnisse für die Latenzzeit in den 3 Systemen. Frischgasfluß 4 l/min. Näheres s. Text

System	Absorber	Latenzzeit [s]
Kreis	1500 ml	30
Kreis	750 ml	26
Paedi		15
Kuhn		15

Tabelle 15. Ergebnisse für die Latenzzeit in den 3 Systemen. Frischgasfluß 10 l/min. Näheres s. Text

System	Absorber	Latenzzeit [s]
Kreis	1500 ml	10
Kreis	750 ml	8
Paedi		5
Kuhn		4

4.2 Tierexperimentelle Untersuchungen

Die Daten, die wir bisher aufgrund der experimentellen Untersuchungen mit dem Kuhn-, Paedi- und modifizierten Erwachsenenkreissystem erhoben hatten, dienten nur der näheren Charakterisierung der 3 Narkosesysteme selbst. Über eventuelle Unterschiede in der Anwendung beim Patienten, als Folge der Narkosebeatmung mit einem der 3 Systeme, war aufgrund der bisher vorliegenden Daten noch keine Aussage möglich. Für den Bereich der Kinderanästhesie ist dabei v. a. der Einsatz solcher Narkosesysteme im Säuglingsalter von großem Interesse, weil aufgrund der atemphysiologischen Besonderheiten Unterschiede in der Funktionstüchtigkeit von Narkosesystemen in dieser Altersgruppe am schnellsten nachweisbar sein mußten.

Vor vergleichenden klinischen Untersuchungen wollten wir diejenigen Fragen, die sich im Tierexperiment klären ließen, durch entsprechende Voruntersuchungen erfassen. Um dabei den Bedingungen des Säuglingsalters so nah wie möglich zu kommen, wählten wir als Versuchstiere junge Ferkel aus, die aufgrund ihres Körpergewichtes dieser Altersgruppe am ehesten entsprachen.

4.2.1 Untersuchungen zur Frage der Latenzzeit bei Änderung der Gaszusammensetzung in den 3 Systemen

Die im Modell durchgeführten Messungen zur Latenzzeit im Kuhn-, Paedi- und Kreissystem erfolgten am Endstück gegen die Atmosphäre. Bei einer Narkosebeatmung entstehen aber am Endstück durch die Druckveränderungen bei In- und Exspiration andere Verhältnisse, die Einfluß auf die Latenzzeit nehmen könnten. Wir haben daher die Messungen zur Latenzzeit in den 3 Narkosesystemen im Tierversuch wiederholt.

Tabelle 16. Ergebnisse für die Latenzzeit in den 3 Systemen unter kontrollierter Beatmung im Tierversuch. Frischgasfluß 4 l/min. Näheres s. Text

System	Absorber	Latenzzeit [s]
Kreis	1500 ml	40
Kreis	750 ml	30
Paedi		25
Kuhn		20

Methodik

Für diese Untersuchungen wählten wir Ferkel mit einem Körpergewicht von 4,5 kg. Die Narkoseeinleitung erfolgte durch die intraperitoneale Gabe von 100 mg Metomidathydrochlorid (Hypnodil). Danach wurde das Tier unter erhaltener Spontanatmung intubiert und mit einem Sauerstoffdruckluftgemisch und einer Atemfrequenz zwischen 30 und 40/min kontrolliert weiter beatmet. Der Flow in den Narkosesystemen betrug immer 4 l/min, die O_2-Dosierung erfolgte wie im Vorexperiment mit einem Sauerstoffmischer. Der Sauerstoffanteil betrug initial immer 21 Vol.-%. Die Messungen erfolgten am Konnektor zwischen den Narkosesystemen und dem Tubus, die Sauerstoffkonzentrationen wurden wieder kontinuierlich mit dem geeichten Schreiber des Massenspektrometers aufgezeichnet, um daraus die Latenzzeit für jedes Narkosesystem nach plötzlicher Sauerstofferhöhung von 21 auf 60 Vol.-% ermitteln zu können.

Ergebnisse

Die Meßwerte sind in Tabelle 16 zusammengestellt.

Im Vergleich zur Messung gegen die Atmospähre verlängerte sich im Tierversuch die Latenzzeit für alle 3 Narkosesysteme geringfügig. Im Kreissystem mit großem Absorber war· eine Zunahme von 30 auf 40 s, mit kleinem Absorber von 26 auf 30 s zu verzeichnen. Im Paedi-System lag die Zunahme bei 10 s und im Kuhn-System bei 5 s. Trotz dieser geringen Differenzen zwischen den rein experimentellen und den tierexperimentellen Untersuchungen blieb die Tatsache bestehen, daß im halbgeschlossenen Kreissystem im Gegensatz zu den halboffenen Systemen mit einer doppelt so langen Latenzzeit gerechnet werden kann.

4.2.2 Vergleichende Blutgasanalysen bei Verwendung der 3 Systeme unter Spontanatmung, assistierter und kontrollierter Beatmung

Im Rahmen dieser Versuchsreihe wollten wir die Frage klären, ob sich durch den Gebrauch eines der 3 geprüften Narkosesysteme Unterschiede in den Blutgasen nachweisen lassen würden.

Veränderungen in den Blutgasen, bedingt durch den Wechsel von einem Narkosesystem auf das andere, könnten dabei verschiedene Ursachen haben:

Ein zu großer Totraum, eine mangelhafte Ventilfunktion oder eine Fehllokalisation hätten z. B. eine vermehrte Rückatmung zur Folge, die sich auf die Blutgase auswirken würde. Ebenso kämen erhöhte Systemwiderstände bei Spontanatmung für solche Veränderungen in Frage.

Insgesamt konnten wir durch diese Untersuchungen einen Summeneffekt auf die Ventilation der Tiere erfassen.

Dazu wurden die Experimente so angelegt, daß jedes Tier als sein eigener Vergleich diente, weil sich dadurch sowohl individuelle als auch versuchsbedingte Schwankungen zwischen den Tieren eliminieren ließen. Meßbare Unterschiede wären dann allein auf den Wechsel von einem Narkosesystem auf das andere zurückzuführen und somit für die betreffenden Systeme spezifisch.

Methodik

Bei 6 jungen Ferkeln mit einem Körpergewicht zwischen 4932 und 5884 g erfolgte nach intraperitonealer Gabe von 100 mg Metomidathydrochlorid (Hypnodil) die Intubation unter Spontanatmung. In der gleichen Narkose wurden jeweils die A. carotis communis und die V. jugularis interna freigelegt, um intravasale Katheter zu plazieren. Die Abnahme für die Blutgasanalysen konnten dann aus dem Arterienkatheter vorgenommen werden, über den Venenkatheter konnte bei Bedarf durch die weitere intravenöse Applikation von 25 mg Metomidathydrochlorid die Narkosedauer verlängert werden. Die Messungen bei Spontanatmung, assistierter und kontrollierter Beatmung erfolgten bei einem Flow von 6 l/min in den Narkosesystemen, davon waren 2 l/min Sauerstoff und 4 l/min Lachgas. Nach einer initialen Stabilisierungsphase und dem Wiedereinsetzen einer ausreichenden Spontanatmung wurden bei jedem Tier das Kuhn-, Paedi- und Kreissystem hintereinander für eine Zeitdauer von jeweils 15 min angesetzt. Nach jeder dieser 15minütigen Testperioden wurden die Blutgase aus dem arteriellen Blut der A. carotis communis abgenommen, um dann sofort auf das nächste Narkosesystem überzuwechseln. Die Bestimmung der Blutgase erfolgte mit dem Gerät IL 413. Die Reihenfolge, in der die 3 verschiedenen Narkosesysteme bei jedem Tier getestet wurden, erfolgte nach dem Zufallsprinzip. Nach Abschluß der Untersuchungen unter Spontanatmung wurden identische Untersuchungen unter assistierter Beatmung vorgenommen. Dabei wurde die Beatmungsfrequenz auf 12/min durch einen Taktgeber festgelegt, um so weit wie möglich vergleichbare Bedingungen zu schaffen. Die Druckbegrenzung im Paedi- und Kreissystem war für die assistierte und dann auch für die kontrollierte Beatmung auf 20 cm H_2O eingestellt. Bei der kontrollierten Beatmung wurde ebenfalls vom Taktgeber eine Beatmungsfrequenz von 50/min vorgegeben, die Zeitintervalle für die Beatmungsdauer und die Blutabnahmen blieben die gleichen wie bei der Spontanatmung und assistierten Beatmung. Die gesamte Beatmung, sowohl assistiert als auch kontrolliert, wurde nur von einer Person durchgeführt, um das Verfahren so weit wie möglich zu standardisieren.

Ergebnisse

Die Ergebnisse der arteriellen Blutgasanalysen sind für die Spontanatmung in Tabelle 17, für die assistierte Beatmung in Tabelle 18 und für die kontrollierte Beatmung in Tabelle 19 zusammengestellt. Aus den Tabellen sind auch die genauen Körpergewichte der einzelnen Tiere ersichtlich, ebenfalls geht daraus die Reihenfolge hervor, in der die einzelnen Narkosesysteme jeweils hintereinander geprüft worden sind.

Die entscheidenden Werte für die Ventilation, der pO_2 und der pCO_2 sind noch einmal in den Tabellen 20 und 21 zusammengefaßt.

Für den pO_2 unter Spontanatmung finden sich zwischen dem Kuhn- und Paedi-System nur geringe Unterschiede, die Mediane liegen bei 93,5 bzw. 94,5 mmHg (12,47 bzw. 12,6 kPa). Der Median für das Kreissystem ist dagegen mit 100 mmHg (13,3 kPa) geringgradig höher.

Tabelle 17. Ergebnisse der Blutgasanalysen im Tierversuch unter Spontanatmung bei Verwendung der 3 Systeme. Frischgasfluß 6 l/min

Tier-Nr.	Gewicht [g]	System	pH	pO_2 [mmHg]	pCO_2 [mmHg]	BE
I	5100	Paedi	7,35	53	41,8	−2,5
		Kuhn	7,28	46	47,4	−4,1
		Kreis	7,30	56	47,3	−3,0
II	5050	Kuhn	7,42	83	36,1	−0,2
		Kreis	7,44	85	38,4	+2,4
		Paedi	7,41	81	38,3	+0,1
III	5075	Paedi	7,37	105	44,0	+0,3
		Kuhn	7,38	97	40,1	−1,1
		Kreis	7,34	105	45,4	−1,1
IV	4955	Paedi	7,38	97	34,9	−3,7
		Kreis	7,40	97	34,4	−2,9
		Kuhn	7,41	90	32,9	−3,0
V	5884	Kreis	7,43	127	36,1	−0,3
		Kuhn	7,42	128	38,2	+0,6
		Paedi	7,35	83	47,1	−0,1
VI	4932	Kreis	7,49	103	30,6	+0,8
		Paedi	7,46	96	32,5	−0,1
		Kuhn	7,51	104	30,6	+2,2

Für die assistierte Beatmung findet sich der höchste Median mit 120,5 mmHg (16,06 kPa) beim Kuhn-System, der niedrigste Wert mit 93 mmHg (12,4 kPa) beim Paedi-System, in der Mitte liegt der Median des Kreissystems mit 106,5 mmHg (14,2 kPa).

Bei der kontrollierten Beatmung finden sich in den Medianen nur geringfügige Unterschiede, die Werte schwanken zwischen 121 und 129 mmHg (16,13 und 17,2 kPa). Dabei weist den niedrigsten Wert das Kuhn-System und den höchsten Wert das Kreissystem auf.

Für den pCO_2 unter Spontanatmung lagen das Kuhn- und Kreissystem dicht beieinander, die Mediane betrugen 37,05 und 37,25 mmHg (4,93 und 4,97 kPa). Einen leicht erhöhten Wert mit 40,5 mmHg (5,4 kPa) fand sich beim Paedi-System.

Tabelle 18. Ergebnisse der Blutgasanalysen im Tierversuch unter assistierter Beatmung bei Verwendung der 3 Systeme. Frischgasfluß 6 l/min, Frequenz 12/min, Druckbegrenzung 20 cm H_2O

Tier-Nr.	Gewicht [g]	System	pH	pO_2 [mmHg]	pCO_2 [mmHg]	BE
I	5100	Kuhn	7,36	59	45,2	−0,3
		Kreis	7,29	57	48,0	−3,3
		Paedi	7,39	60	39,3	−1,1
II	5050	Kreis	7,45	102	36,1	+1,3
		Paedi	7,44	95	37,3	+1,6
		Kuhn	7,49	112	30,5	+1,0
III	5075	Kreis	7,41	147	33,1	−3,0
		Kuhn	7,55	150	25,8	−0,3
		Paedi	7,41	91	36,1	−1,3
IV	4955	Kuhn	7,50	129	25,5	−2,7
		Kreis	7,37	108	34,7	−4,8
		Paedi	7,47	106	27,7	−2,5
V	5884	Paedi	7,44	111	33,8	−0,6
		Kuhn	7,54	148	26,8	+1,2
		Kreis	7,43	132	36,7	−0,1
VI	4932	Paedi	7,44	83	33,4	−0,5
		Kuhn	7,51	101	29,0	+0,9
		Kreis	7,49	105	30,3	+0,9

Bei der assistierten Beatmung zeigten sich im Kuhn-System häufig deutlich erniedrigte Werte als Ausdruck einer Hyperventilation, der Median lag bei 27,9 mmHg (3,72 kPa). Zwischen dem Paedi- und Kreissystem waren nur geringe Unterschiede, die Mediane betrugen 34,95 bzw. 35,9 mmHg (4,66 bzw. 4,77 kPa).

Bei der kontrollierten Beatmung waren alle Mediane deutlich erniedrigt als Ausdruck einer ausgeprägten Hyperventilation. Die niedrigsten Werte fanden sich beim Paedi-System, der Median lag bei 22,0 mmHg (2,93 kPa), die höchsten Werte wurden beim Kreissystem gemessen, der Median lag bei 28,85 mmHg (3,85 kPa). Das Kuhn-System lag mit 24,05 mmHg (3,21 kPa) zwischen beiden Extremwerten.

Tabelle 19. Ergebnisse der Blutgasanalysen im Tierversuch unter kontrollierter Beatmung mit den 3 Systemen. Frischgasfluß 6 l/min, Frequenz 50/min, Druckbegrenzung 20 cm H_2O

Tier-Nr.	Gewicht [g]	System	pH	pO_2 [mmHg]	pCO_2 [mmHg]	BE
I	5100	Kreis	7,52	101	31,9	+3,9
		Paedi	7,63	117	22,0	+3,3
		Kuhn	7,57	92	27,5	+4,2
II	5050	Paedi	7,47	81	34,3	+2,0
		Kuhn	7,62	115	26,4	+6,8
		Kreis	7,49	124	34,2	+3,2
III	5075	Kuhn	7,56	154	21,7	−1,5
		Paedi	7,41	132	19,0	−0,3
		Kreis	7,53	152	24,4	−1,6
IV	4955	Kreis	7,52	134	23,8	−2,5
		Paedi	7,57	127	19,8	−2,8
		Kuhn	7,54	127	21,2	−3,4
V	5884	Kuhn	7,64	156	20,2	+2,2
		Kreis	7,53	138	26,6	+0,2
		Paedi	7,59	142	22,0	+0,4
VI	4932	Kuhn	7,39	105	32,8	−4,1
		Kreis	7,41	104	33,1	−3,0
		Paedi	7,61	96	22,5	+2,6

Insgesamt ließ sich aufgrund der vergleichenden Blutgasanalysen feststellen, daß der Wechsel zwischen den Narkosesystemen keine entscheidenden Veränderungen in der arteriellen Blutgasanalyse hervorgerufen hatte. Alle 3 Narkosesysteme, auch das modifizierte Erwachsenenkreissystem, waren bei Tieren selbst dieser Gewichtsklasse in der Lage, eine ausreichende Ventilation sicherzustellen.

4.2.3 Vergleichende Temperatur- und Feuchtigkeitsmessungen in den 3 Systemen

Ein Nachteil aller halboffenen Narkosesysteme, wie z. B. Kuhn- oder Paedi-System, besteht darin, daß die Patienten hierbei mit relativ kalten und trockenen Narkosegasen beatmet werden. Bei einer Beatmungsdauer von mehr als 1 h führt dies zu nachweisbaren Veränderungen

Tabelle 20. pO_2-Einzelwerte [mmHg] und die Mediane bei Verwendung der 3 Systeme unter Spontanatmung, assistierter und kontrollierter Beatmung

Spontanatmung

Tier-Nr.	Kuhn-System	Paedi-System	Kreis-System
I	46	93	56
II	83	81	85
III	97	105	105
IV	90	97	97
V	128	83	127
VI	104	96	103
Median	93,5	94,5	100

assistierte Beatmung

Frequenz: 12/min

Druckbegrenzung: 20 cm H_2O

Tier-Nr.	Kuhn-System	Paedi-System	Kreis-System
I	59	60	57
II	112	95	102
III	150	91	147
IV	129	106	108
V	148	111	132
VI	101	83	105
Median	120,5	93	106,5

kontrollierte Beatmung

Frequenz: 50/min

Druckbegrenzung: 20 cm H_2O

Tier-Nr.	Kuhn-System	Paedi-System	Kreis-System
I	92	117	101
II	115	81	124
III	154	132	152
IV	127	127	134
V	156	142	138
VI	105	96	104
Median	121	122	129

der Tracheobronchialschleimhaut [33], so daß empfohlen wird, bei Verwendung halboffener Narkosesysteme und einer Beatmungsdauer von mehr als 1 h temperaturregulierte Anfeuchter zu verwenden [169]. Im Gegensatz zu den halboffenen Systemen soll bei den halbgeschlossenen Systemen mit CO_2-Absorption, wie dem Kreissystem, Feuchtigkeit und Wärme konserviert werden [169]. Dies wird zum einen durch die rezirkulierende Exspirationsluft bewirkt und zum anderen durch die exotherme und H_2O-liefernde Reaktion bei der CO_2-Absorption am Atemkalk. Zudem enthält der Atemkalk selbst 15—19% Feuchtigkeit [56], die zur Anfeuchtung des Gasgemisches beitragen kann.

Tabelle 21. pCO_2-Einzelwerte [mmHg] und die Mediane bei Verwendung der 3 Systeme unter Spontanatmung, assistierter und kontrollierter Beatmung

Spontanatmung

Tier-Nr.	Kuhn-System	Paedi-System	Kreis-System
I	47,4	41,8	47,3
II	36,1	38,3	38,4
III	40,1	44,0	45,4
IV	32,9	34,9	34,4
V	38,2	47,1	36,1
VI	30,6	32,5	30,6
Median	37,05	40,5	37,25

assistierte Beatmung

Frequenz: 12/min
Druckbegrenzung: 20 cm H_2O

Tier-Nr.	Kuhn-System	Paedi-System	Kreis-System
I	45,2	39,3	48,0
II	30,5	37,3	36,1
III	25,8	36,1	33,1
IV	25,5	27,7	34,7
V	26,8	33,8	36,7
VI	29,0	33,4	30,3
Median	27,9	34,95	35,9

kontrollierte Beatmung

Frequenz: 50/min
Druckbegrenzung: 20 cm H_2O

Tier-Nr.	Kuhn-System	Paedi-System	Kreis-System
I	27,5	22,0	31,9
II	26,4	34,3	34,2
III	21,7	19,0	24,4
IV	21,2	19,8	23,6
V	20,2	22,0	26,6
VI	32,8	22,5	31,1
Median	24,05	22,0	28,85

Um diese Unterschiede zwischen dem Kuhn- und Paedi-System als Vertreter der halboffenen Systeme auf der einen Seite und dem modifizierten Erwachsenenkreissystem als Vertreter der CO_2-Absorptionssysteme auf der anderen Seite quantitativ zu erfassen, haben wir zunächst im Tierversuch direkte vergleichende Messungen der Inspirationstemperatur und der relativen Feuchtigkeit während der Inspiration vorgenommen.

Methodik

Die Temperatur- und Feuchtemessungen erfolgten mit Hilfe der Psychrometrie [47, 76]. Bei dieser Methode messen 2 Thermometer unabhängig voneinander die Temperatur in einer

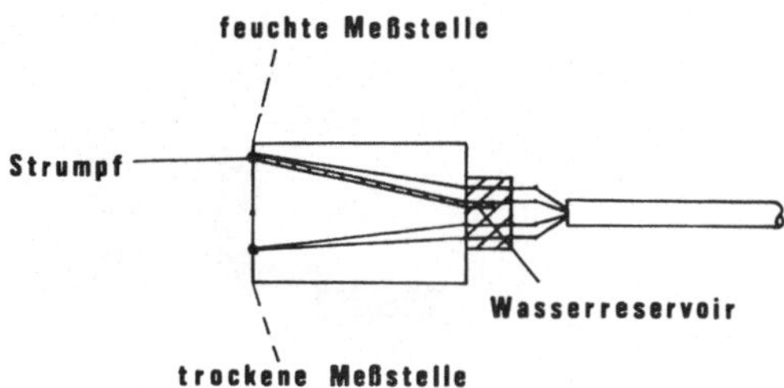

Abb. 48. Schematischer Aufbau des Doppelthermometers für die Feuchtemessungen

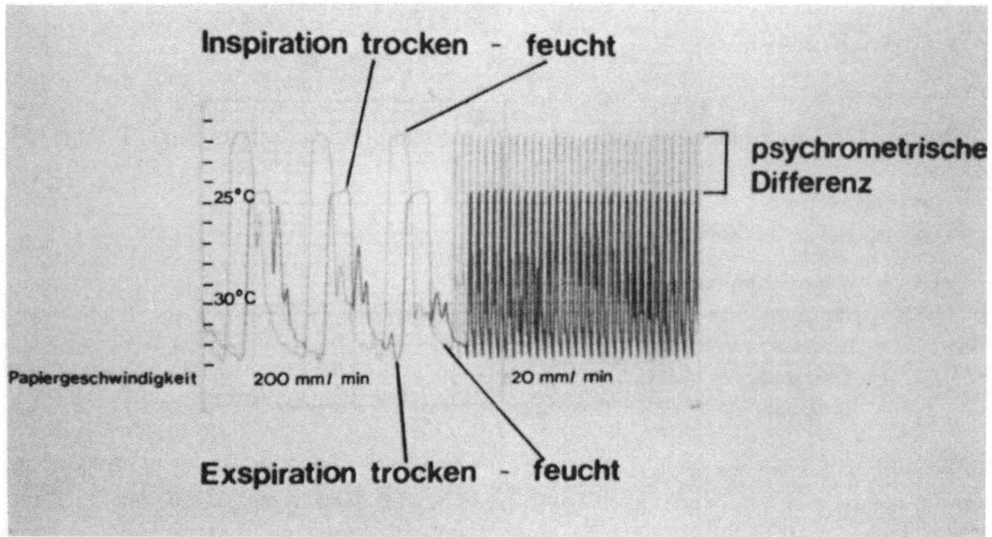

Abb. 49. Psychrometrische Messungen im Kreisteil. Originalregistrierung der Temperaturen am Doppelthermometer bei In- und Exspiration

Luftströmung. Dabei ist das eine Thermometer mit einem angefeuchteten Strumpf überzogen, der, über ein Wasserreservoir versorgt, dieses Thermometer ständig feucht hält (Abb. 48).

Die gemessenen Werte an dem Doppelthermometer können nach entsprechender Verstärkung mit einem Schreiber aufgezeichnet werden, um daraus dann die entsprechenden Größen zu ermitteln. Bei der Eichung, z. B. in einem Wasserbad, müssen die Temperaturen an beiden Thermometern bei den verschiedenen Meßpunkten immer gleich bleiben. Ist unter Versuchsbedingungen das Gasgemisch ebenfalls mit Wasserdampf gesättigt, werden, wie im Wasserbad, gleiche Temperaturen bei In- und Exspiration angezeigt. Besteht dagegen ein Sättigungsdefizit im Gasgemisch, wird dem feuchtgehaltenen Thermometer so lange Flüssigkeit entzogen, bis die vorbestreichende Luft mit Wasserdampf gesättigt ist. Durch den Feuchtigkeitsentzug sinkt an diesem Thermometer die Temperatur, dadurch wird zwischen dem trockenen und feuchten Thermometer eine Temperaturdifferenz oder auch psychrometrische Differenz meßbar, die um so größer wird, je trockener die vorbeiströmende Luft ist (Abb. 49).

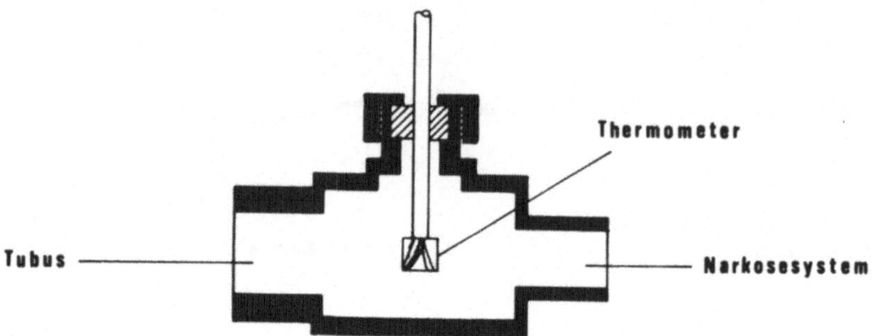

Abb. 50. Schematische Anordnung der Meßhülse mit dem Doppelthermometer

Aus der Temperaturdifferenz läßt sich der Wasserdampfdruck nach folgender Formel berechnen:

$$pd \; = \; pTF - 0{,}0008 \cdot b \, (T_T - T_F)$$

pd = Wasserdampfdruck (Torr)
pTF = Sättigungsdruck des Wasserdampfes bei der Temperatur T_F (Torr)
b   = Barometerstand (Torr)
T_T = Temperatur des trockenen Thermometers
T_F = Temperatur des feuchten Thermometers.

Der Wert für pTF kann aus den Tabellen von Ciba Geigy [53] entnommen werden. Für die Berechnung der relativen Feuchtigkeit bei Inspiration wird der Sättigungsdruck bei der Temperatur $T_{T\,insp.}$ = 100% gesetzt, denn bei einer relativen Feuchtigkeit inspiratorisch von 100% wäre der Dampfdruck bei T_T und T_F identisch.

Beim praktischen Vorgehen erfolgte die Eichung des Doppelthermometers im Wasserbad jeweils bei 20 und 40 °C, als Verstärker und zur Aufzeichnung der Meßdaten benutzten wir einen 4-Linien-Flachschreiber mit integrierten Verstärkern. Nach der Eichung des Gerätes wurde das Thermometer fest in der Mitte einer Meßhülse plaziert, die jedes Mal zwischen Tubuskonnektor und dem betreffenden Narkosesystem angebracht wurde (Abb. 50).

Die Registrierung erfolgte kontinuierlich mit Hilfe des geeichten Schreibers, die entsprechenden Werte für die Temperatur bei In- und Exspiration und die Berechnung der relativen Feuchtigkeit aus den Werten der psychrometrischen Differenz konnten jeweils daraus ermittelt werden.

Für die Tierversuche benutzten wir dieselben Ferkel, an denen die vergleichenden Blutgasanalysen erfolgt waren. Nach Abschluß dieser Untersuchungen wurden bei jedem Tier unter den bereits festgelegten Bedingungen für die kontrollierte Beatmung (Beatmungsfrequenz 50/min, Druckbegrenzung im Paedi- und Kreissystem auf 20 cm H_2O, Flow 6 l/min, davon 4 l/min N_2O und 2 l/min O_2) die Temperatur- und Feuchtigkeitsmessungen durchgeführt. Nach einer Meßperiode von jeweils 5 min wurde bei ein- und demselben Tier auf das andere Narkosesystem gewechselt, so daß jedes Tier wieder als sein eigener Vergleich diente. Die Reihenfolge, in der die betreffenden Narkosesysteme geprüft wurden, erfolgte, wie in den Versuchen zuvor, nach dem Zufallsprinzip.

Tabelle 22. Temperaturen bei In- und Exspiration und die relative Feuchtigkeit für die 3 Systeme im Tierversuch. Kontrollierte Beatmung, Frequenz 50/min, Druckbegrenzung 20 cm H_2O, Flow 6 l/min, Raumtemperatur 21 °C, $0{,}0008 \cdot b = 0{,}57$

Tier-Nr.	Gewicht [g]	System	T_T insp. [°C]	T_T exsp. [°C]	T_F insp. [°C]	rel. Feuchtigkeit insp. [%]
I	5100	Kreis	24,0 °C	29,0 °C	22,5 °C	90,3 %
		Paedi	21,0 °C	29,0 °C	13,0 °C	35,8 %
		Kuhn	21,0 °C	28,0 °C	12,0 °C	28,8 %
II	5050	Paedi	23,0 °C	30,5 °C	13,0 °C	25,6 %
		Kreis	24,0 °C	31,0 °C	22,5 °C	90,3 %
		Kuhn	23,0 °C	32,0 °C	14,0 °C	32,2 %
III	5075	Kuhn	22,0 °C	30,5 °C	9,0 °C	6,0 %
		Kreis	23,0 °C	31,0 °C	20,0 °C	74,4 %
		Paedi	21,5 °C	31,0 °C	7,0 °C	0,0 %
IV	4955	Kuhn	22,0 °C	31,0 °C	11,0 °C	18,0 %
		Kreis	21,5 °C	30,5 °C	20,0 °C	84,1 %
		Paedi	20,5 °C	30,5 °C	8,0 °C	5,1 %
V	5884	Paedi	21,0 °C	30,5 °C	6,0 °C	0,0 %
		Kreis	21,0 °C	30,0 °C	18,0 °C	73,8 %
		Kuhn	21,0 °C	30,5 °C	9,0 °C	9,4 %
VI	4932	Kuhn	22,0 °C	32,5 °C	14,0 °C	37,4 %
		Kreis	22,0 °C	33,0 °C	22,0 °C	100,0 %
		Paedi	21,0 °C	33,0 °C	11,0 °C	22,2 %

Ergebnisse

Die Ergebnisse für die Inspirationstemperatur am trockenen und feuchten Thermometer ($T_{T\,insp.}$ und $T_{F\,insp.}$), die Exspirationstemperatur am trockenen Thermometer ($T_{T\,exsp.}$) und für die relative Feuchtigkeit des Gasgemisches bei Inspiration (rel. Feuchtigkeit insp.) sind in den Tabellen 22 und 23 zusammengefaßt.

Die Inspirationstemperatur schwankte zwischen 20,5 und 24 °C bei einer Raumtemperatur von 21 °C. Der Median für das Kuhn-System lag bei 22 °C, für das Paedi-System bei 21 °C und für das Kreissystem bei 22,5 °C. Deutliche Unterschiede zugunsten des Kreissystems waren nur beim Versuchstier I nachweisbar (s. Tabelle 23).

Bei der Messung der relativen Feuchtigkeit ging in die Berechnung ein Luftdruck von 715 mmHg (95,3 kPa) ein, so daß das Produkt $0{,}0008 \cdot b = 0{,}57$ war (s. Tabelle 22). Bei diesen vergleichenden Untersuchungen fanden wir deutliche Unterschiede zwischen den Sy-

Tabelle 23. Einzelwerte und Mediane für die Temperatur der Atemgase und deren relative Feuchtigkeit bei Inspiration im Tierversuch

Temperatur insp.

Tier-Nr.	Kuhn-System [°C]	Paedi-System [°C]	Kreis-System [°C]
I	21 °C	21 °C	24 °C
II	23 °C	23 °C	24 °C
III	22 °C	21,5 °C	23 °C
IV	22 °C	20,5 °C	21,5 °C
V	21 °C	21 °C	21 °C
VI	22 °C	21 °C	22 °C
Median	22 °C	21 °C	22,5 °C

rel. Feuchtig-keit insp.

Tier-Nr.	Kuhn-System [%]	Paedi-System [%]	Kreis-System [%]
I	28,8 %	35,8 %	90,3 %
II	32,2 %	25,6 %	90,3 %
III	6,0 %	0,0 %	74,4 %
IV	18,0 %	5,1 %	84,1 %
V	9,4 %	0,0 %	73,8 %
VI	37,4 %	22,2 %	100,0 %
Median	23,4 %	13,65 %	87,2 %

stemen. Die niedrigste relative Feuchtigkeit bei Inspiration hatte bis auf eine Ausnahme das Paedi-System, der Median lag bei 13,65%. Nur mäßig besser lag das Kuhn-System mit 23,4%. Im Gegensatz dazu war die relative Feuchtigkeit im Kreissystem um etwa das 4- bis 5fache höher, der Median betrug 87,2% (s. Tabelle 23). Wir hatten also für die Inspirationstemperatur zwischen den halboffenen und halbgeschlossenen Systemen bei den vergleichenden Messungen im Tierversuch nur geringe Unterschiede messen können, dagegen einen deutlichen Einfluß des halbgeschlossenen Kreissystems mit CO_2-Absorption auf die relative Feuchtigkeit des Gasgemisches bei der Inspiration.

4.3 Untersuchungen am Patienten

Aufgrund der ersten, im Experiment gewonnenen Daten konnten wir zunächst feststellen, daß das modifizierte Erwachsenenkreissystem, im Vergleich zu den 2 speziellen Kindernarkosesystemen für die Narkosebeatmung von Kindern aller Altersstufen geeignet war. Diese Aussage wurde durch die Tierversuche so weit gesichert, daß wir im Anschluß daran mit der Planung von vergleichenden klinischen Untersuchungen beginnen konnten. Hierdurch wollten wir folgende Fragen klären:

1. Hat das modifizierte Erwachsenenkreissystem einen Einfluß auf die Ventilationsgrößen von Säuglingen?
2. Welche Unterschiede lassen sich im Hinblick auf die Temperatur und Feuchtigkeit des Atemgasgemisches messen, wenn man das Kuhn-, Paedi- und Kreissystem unter klinischen Bedingungen miteinander vergleicht?

4.3.1 Vergleichende Blutgasanalysen und transkutane O_2-Messungen bei Säuglingen unter Spontanatmung

Um die Auswirkungen des modifizierten Kreissystems auf die Ventilation zu überprüfen, wählten wir bewußt die Altersgruppe der Säuglinge, weil Unterschiede, wenn solche im Vergleich zum Gebrauch eines typischen Kleinkindersystems vorhanden sind, sich dort am besten nachweisen lassen mußten. Aufgrund unserer Erfahrungen aus den Tierexperimenten wollten wir diese vergleichenden Messungen nur unter Spontanatmung durchführen, da bei manueller Beatmung, sei sie assistiert oder auch kontrolliert, die Randbedingungen schwierig zu standardisieren waren. Um weiterhin die Versuchsdauer nicht unnötig zu verlängern, haben wir bei dem klinischen Vergleich der Ventilationsgrößen auf das Paedi-System verzichtet und nur die beiden in ihrer Arbeitsweise differentesten Systeme, das Kuhn- und modifizierte Erwachsenenkreissystem, miteinander verglichen.

Methodik
Die vergleichenden klinischen Untersuchungen erfolgten bei 7 Säuglingen mit einem Körpergewicht zwischen 4,3 und 8,9 kg, bei denen eine operative Korrektur einer Leistenhernie, Nabelhernie oder vergleichbare kleine chirurgische Eingriffe vorgenommen werden mußten. Außer der chirurgischen Grunderkrankung waren alle Kinder völlig gesund und wurden der ASA-Risikogruppe I zugeteilt. Die Prämedikation am Vorabend der Operation bestand einheitlich in der oralen Gabe von 5 mg/kg KG Phenobarbital (Luminal), 1 h vor Narkosebeginn wurden zur Prämedikation 1 mg/kg Chlorprothixen (Taractan) und 0,02 mg/kg KG Atropin intramuskulär appliziert.
  Die Narkoseeinleitung erfolgte bei allen Kindern durch die intravenöse Gabe von 5 mg/kg KG Pentobarbital (Trapanal), danach wurden zur Relaxierung 2 mg/kg KG Succinylcholin) (Pantolax) gegeben, um anschließend, nach O_2-Beatmung über die Maske, die Intubation vornehmen zu können. Die weitere Beatmung erfolgte bis zum Wiedereinsetzen einer suffizienten spontanen Atemaktivität manuell kontrolliert und danach vorübergehend assistiert. Der Flow in den Narkosesystemen wurde auf 6 l/min festgelegt, der Sauerstoffanteil in dem Sauerstoff-Lachgas-Gemisch wurde entsprechend den Werten der transkutanen O_2-Messung variiert, er betrug 3mal 50%, 3mal 33,3% und einmal 100%. Die Halothankonzentration lag 5mal bei

Tabelle 24. Ergebnisse der transkutanen O_2-Messungen und der kapillären Blutgasanalysen bei den untersuchten Säuglingen bei Verwendung des Kuhn- und Kreissystems unter Spontanatmung

Patient	System	$P_{TC}O_2$	pO_2	pCO_2	pH
V.J. 4,7 kg Flow 6 1/min O_2 : N_2O 1 : 1 Hal 1,0 Vol%	Kuhn Kreis	100 110	78,6 86,4	36,1 36,4	7,40 7,38
V.H. 8,9 kg Flow 6 1/min O_2 : N_2O 1 : 2 Hal 0,6 Vol%	Kuhn Kreis	87 87	84 85	48 50	7,26 7,30
A.B. 5,6 kg Flow 6 1/min O_2 : N_2O 1 : O Hal 0,6 Vol%	Kreis Kuhn	52 57	61,6 67,0	40,7 36,7	7,30 7,37
S.T. 6,4 kg Flow 6 1/min O_2 : N_2O 1 : 2 Hal 0,6 Vol%	Kuhn Kreis	95 100	83,9 85,2	36,6 36,5	7,39 7,39
W.M 5,3 kg Flow 6 1/min O_2 : N_2O 1 : 1 Hal 0,6 Vol%	Kreis Kuhn	65 55	83 69	56 54	7,31 7,33
R.C. 4,9 kg Flow 6 1/min O_2 : N_2O 1 : 1 Hal 0,6 Vol%	Kuhn Kreis	50 55	59 65	45 45	7,38 7,35
R.A. 4,3 kg Flow 6 1/min O_2 : N_2O 1 : 2 Hal 0,6 Vol%	Kreis Kuhn	100 105	101 110	39 40	7,38 7,35

0,6 Vol.-% und einmal bei 1 Vol.-%. Für die vergleichenden Messungen zwischen dem Kuhn-und Kreissystem wurden die einmal gewählten Einstellungen dann jedoch immer konstant gehalten. Die transkutane O_2-Messung erfolgte einheitlich über dem Sternum mit Hilfe der Transoxode, die Eichung des Gerätes und des Schreibers wurde jeweils vor jeder Untersuchung vorgenommen. Alle Messungen wurden nach Beginn einer ausreichenden Spontanatmung gestartet und vor Operationsbeginn beendet, die Reihenfolge in der Auswahl zwischen den beiden Narkosesystemen erfolgte wieder nach dem Zufallsprinzip. Die Meßdauer für jedes System betrug 15 min, dabei wurde kontinuierlich der transkutane pO_2-Wert mitgeschrieben und am Ende der 15-min-Meßperiode eine kapilläre Blutprobe aus der hyperämisierten Ferse

Tabelle 25. Medianwerte für pO_2, $p_{TC}O_2$ und pCO_2 bei Verwendung des Kuhn- und Kreissystems unter Spontanatmung

Median [mmHg]	pO_2	$p_{TC}O_2$	pCO_2
Kuhn-System	83,9	87,0	40,0
Modifiziertes Kreissystem	85,0	87,0	40,7

für die Blutgasanalyse abgenommen. Die Bestimmung der Blutgase aus dem Kapillarblut erfolgte mit dem Blutgasgerät BG II. Direkt nach der Blutentnahme wurde für die zweite Meßperiode bei ein- und demselben Kind auf das andere Narkosesystem übergewechselt, so daß jedes Kind als sein eigener Versuch diente. Sowohl narkosebedingte Einflüsse auf die Ventilation als auch individuelle Schwankungen konnten so eliminiert werden. Das genaue Gewicht für jeden Säugling sowie die entsprechenden Narkosegaseinstellungen sind aus Tabelle 24 ersichtlich, ebenfalls ist dort die Reihenfolge, in der die 2 Narkosesysteme geprüft wurden, angegeben.

Ergebnisse
Die Ergebnisse der Blutgasanalysen aus dem Kapillarblut und die bei der Blutabnahme registrierten transkutanen O_2-Werte sind in Tabelle 24 zusammengestellt.

Dabei zeigte sich, daß zwar von einem Säugling zum anderen Unterschiede meßbar waren, daß aber bei ein- und demselben Kind das Umwechseln von einem Narkosesystem auf das andere keine klinisch relevanten Veränderungen zur Folge hatte.

Die Werte für den pH, pO_2 und pCO_2 aus der Blutgasanalyse sowie der kontinuierlich gemessene transkutane pO_2 blieben unter der Spontanatmung sowohl bei Verwendung des Kuhn-Systems als auch beim Einsatz des modifizierten Erwachsenenkreissystems praktisch gleich (Tabelle 25). Damit war nachgewiesen, daß das von uns modifizierte Erwachsenenkreissystem als Narkosesystem für die Ventilation das gleiche leistete wie das speziell für Säuglinge und Kleinkinder konzipierte Kuhn-System.

4.3.2 Vergleichende Temperatur- und Feuchtigkeitsmessungen in den 3 Systemen

In den Tierversuchen hatten wir die Messungen zur Temperatur und Feuchtigkeit in den 3 Narkosesystemen unter einer konstanten Raumtemperatur von 21 °C durchgeführt. In der klinischen Versorgung von kleinen Kindern arbeiten wir unter anderen Voraussetzungen, weil wir die Raumtemperatur im Operationssaal entsprechend dem Alter und Gewicht variieren, um damit v. a. Säuglinge und Kleinkinder durch eine Erhöhung der Umgebungstemperatur vor einer Auskühlung schützen zu können.

Um unter diesen Routinebedingungen in der Klinik ebenfalls Werte für die Temperatur und Feuchtigkeit der Atemgase in den untersuchten Narkosesystemen zu erhalten, haben wir bei 10 kleinen Kindern im Alter zwischen 9 Monaten und 4 Jahren die vergleichenden Messungen mit dem Kuhn-, Paedi- und Kreissystem entsprechend den Tierversuchen wiederholt.

Methodik

Acht dieser Kinder kamen zur Operation einer Phimose, Nabelhernie, Leistenhernie oder
eines Hodenhochstandes, sie waren ansonsten völlig gesund und wurden wieder der ASA-
Risikogruppe I zugeteilt. Vorerkrankungen bestanden bei 2 Kindern, einmal beim Kind mit
der Patienten-Nr. IV, bei dem eine Ileostoma-Rückverlagerung nach vorangegangener Dick-
darmteilresektion bei nektrotisierender Enterokolitis im Neugeborenenalter vorgenommen
wurde. Ebenfalls wies das Kind mit der Patienten-Nr. VI eine Besonderheit auf, es litt an
einer Osteogenesis imperfecta und kam zur Versorgung einer Oberschenkelfraktur mit einem
Teleskopmarknagel. Das Gewicht der untersuchten Patienten schwankte zum Untersuchungszeitpunkt zwischen 9,6 und 16 kg.

Alle Kinder wurden am Vorabend mit 5 mg/kg KG Phenobarbital (Luminal) oral sediert,
die Prämedikation zur Operation erfolgte $1^1/_2-2$ h vor Operationsbeginn durch die orale
Gabe von 2 mg/kg KG Chlorprothixen (Taractan) in Tropfenform. Zur Einleitung wurden
5 mg/kg KG Pentobarbital (Trapanal) und 0,01 mg/kg KG Atropin intravenös appliziert. Für
die Intubation wurde mit 2 mg/kg KG Succinylcholin (Pantolax) relaxiert und die Narkose
als Inhalationsanästhesie mit einem Halothan-Lachgas-Sauerstoff-Gemisch und einem Flow
von 6 l/min fortgeführt (Halothan: 1,0–1,5 Vol.-%, Lachgas 4 l/min, Sauerstoff 2 l/min).
Nach einer initialen Stabilisierungsphase wurden die Messungen während der Operation unter
kontrollierter Beatmung vorgenommen. Die Beatmungsfrequenz lag je nach Alter der Kinder
zwischen 30–40 Atemhüben/min. Um den direkten Einfluß beim Wechsel von einem System
auf das andere zu erfassen, waren, wegen der relativ kurzen Operationszeiten insgesamt die
Meßperioden relativ kurz. Sie betrugen zwischen 2–5 min, damit jedes System bei jedem
Kind gemessen werden konnte. Die Beatmung wurde dabei immer von einer Person durchgeführt, um die manuelle Beatmung so weit wie möglich vergleichbar zu halten.

Die Raumtemperatur und der Luftdruck wurden bei jeder Untersuchung mitregistriert.

Jedes Kind diente wieder als sein eigener Vergleich, d. h., bei ein- und demselben Kind
wurden alle 3 Narkosesysteme direkt hintereinander vermessen, die Meßdauer betrug jeweils
2–5 min. Gemessen wurde während der Operation unter kontrollierter Beatmung mit einer
Frequenz zwischen 30 und 40 Atemhüben/min.

Zur Temperatur und Feuchtigkeitsmessung benutzten wir dieselbe Meßanordnung wie
im Tierversuch, gemessen wurde erneut mit dem Doppelthermometer, die Verstärkung und
Aufzeichnung erfolgte wieder mit dem 4-Linienflachschreiber. Der Eichvorgang war ebenfalls
identisch, gemessen wurde auch hier mit der Meßhülse zwischen dem Tubuskonnektor und
den entsprechenden Narkosesystemen, wobei die Reihenfolge für das Kuhn-, Paedi- oder
Kreissystem nach dem Zufallsprinzip festgelegt wurde. Sie ist aus Tabelle 18 ersichtlich.
Gleichfalls ist dort für jedes Kind die Raumtemperatur während der Messung festgehalten.
Für das Paedi- und Kreissystem erfolgte für die Beatmung eine Druckbegrenzung auf 20 cm
H_2O, das Kuhn-System war zur Beseitigung der überschüssigen Narkosegase ebenfalls mit
einem Überdruckventil ausgestattet.

Ergebnisse

Die Ergebnisse für die Temperatur am trockenen Thermometer bei In- und Exspiration
($T_{T\,insp.}$ und $T_{T\,exsp.}$), für die Temperatur am feuchten Thermometer bei Inspiration ($T_{F\,insp.}$)
und für die relative Feuchtigkeit bei Inspiration (rel. Feuchtigkeit insp.) sind für alle untersuchten Kinder in Tabelle 26 zusammengestellt. Weil der Luftdruck während der Untersuchungen nur zwischen 710 und 715 mmHg (94,7 und 95,3 kPa) schwankte, konnte für die

Tabelle 26. Temperaturen der Atemgase bei In- und Exspiration und deren relative Feuchtigkeit bei Inspiration bei Verwendung der 3 Systeme. Kontrollierte Beatmung, Frequenz 30–40/min, Druckbegrenzung 20 cm H_2O, Flow 6 l/min, 0,0008 · b = 0,57

Patient-Nr.	System	T_T insp. [°C]	T_F insp. [°C]	T_T exsp. [°C]	rel. Feuchtigkeit insp. [%]
I N.A. 13 kg Raumtemp. 26 °C	Kreis	26,5 °C	25,0 °C	32,0 °C	88,3 %
	Paedi	23,0 °C	12,0 °C	33,5 °C	20,1 %
	Kuhn	23,5 °C	15,0 °C	33,0 °C	37,7 %
II W.H. 12,2 kg Raumtemp. 26 °C	Paedi	22,0 °C	14,0 °C	33,5 °C	37,4 %
	Kuhn	24,0 °C	19,0 °C	34,0 °C	60,9 %
	Kreis	26,5 °C	23,0 °C	33,0 °C	75,7 %
III S.A. 9,6 kg Raumtemp. 26 °C	Kuhn	25,5 °C	15,0 °C	31,0 °C	27,7 %
	Kreis	27,0 °C	25,0 °C	33,0 °C	84,9 %
	Paedi	25,0 °C	14,5 °C	31,0 °C	26,5 %
IV O.S. 12 kg Raumtemp. 26 °C	Kreis	26,0 °C	23,0 °C	32,0 °C	76,8 %
	Paedi	21,5 °C	11,0 °C	33,0 °C	20,3 %
	Kuhn	22,0 °C	12,0 °C	33,0 °C	24,6 %
V K.J. 13 kg Raumtemp. 25 °C	Paedi	24,0 °C	13,0 °C	31,0 °C	27,2 %
	Kuhn	25,0 °C	14,0 °C	31,0 °C	24,0 %
	Kreis	26,0 °C	23,0 °C	30,5 °C	76,7 %
VI S.A. 10 kg Raumtemp. 24 °C	Kreis	26,0 °C	22,0 °C	30,0 °C	67,5 %
	Paedi	24,0 °C	13,0 °C	30,0 °C	22,2 %
	Kuhn	25,0 °C	16,0 °C	30,0 °C	35,7 %
VII D.C. 14 kg Raumtemp. 27 °C	Kuhn	27,0 °C	15,0 °C	32,0 °C	22,2 %
	Kreis	28,5 °C	24,5 °C	32,0 °C	71,4 %
	Paedi	27,0 °C	11,0 °C	32,0 °C	2,7 %
VIII H.A. 16 kg Raumtemp. 27 °C	Kreis	24,0 °C	21,0 °C	31,0 °C	75,7 %
	Paedi	19,0 °C	10,0 °C	31,5 °C	24,7 %
	Kuhn	19,0 °C	13,0 °C	31,5 °C	47,4 %
IX L.C. 11,6 kg Raumtemp. 28 °C	Kuhn	23,0 °C	15,0 °C	34,0 °C	39,0 %
	Kreis	28,0 °C	27,0 °C	34,0 °C	92,3 %
	Paedi	24,0 °C	14,0 °C	34,0 °C	28,1 %
X O.M. 9,8 kg Raumtemp. 26 °C	Kreis	23,5 °C	22,0 °C	28,5 °C	87,4 %
	Paedi	22,0 °C	11,0 °C	28,0 °C	18,0 %
	Kuhn	22,0 °C	12,0 °C	28,0 °C	24,2 %

Ermittlung der relativen Feuchtigkeit der Ausdruck 0,0008 · b aus der Berechnungsformel einheitlich gleich 0,57 gesetzt werden.

Als Beispiel für eine psychrometrische Messung aus dieser Reihe wurde die Originalkurve des Patienten Nr. X ausgewählt (Abb. 51).

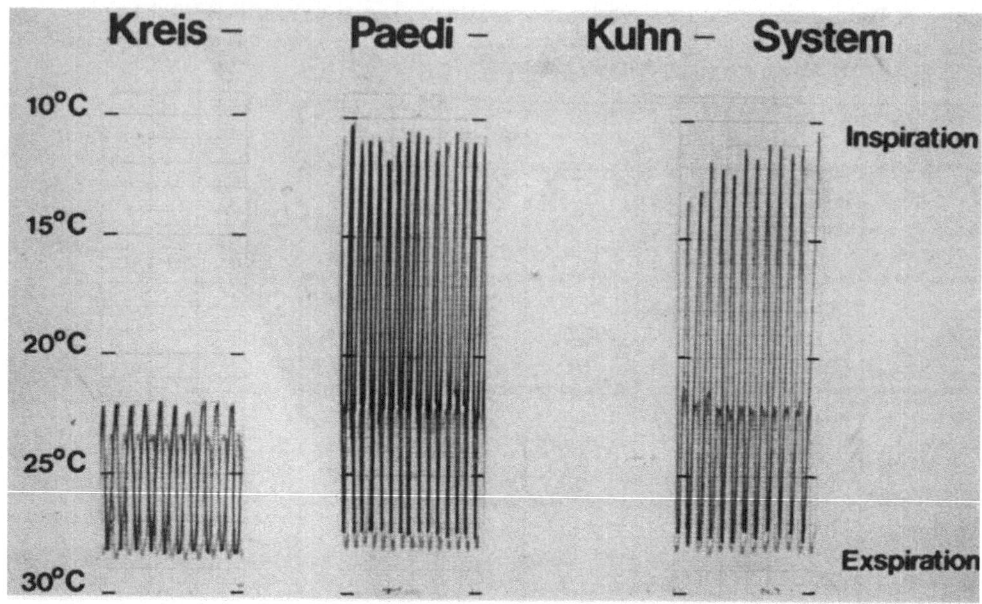

Abb. 51. Psychrometrische Messungen. Originalregistrierung der Feuchtemessung beim Patienten Nr. X. Papiergeschwindigkeit 100 mm/min

Da die Werte für die Temperatur und die relative Feuchtigkeit bei der Inspiration für die betreffenden Narkosesysteme spezifisch sind, wurden sie in Tabelle 27 noch einmal getrennt dargestellt und für jede Größe der dazugehörige Median ermittelt.

Dabei zeigte sich, daß bei einer Raumtemperatur im Median von 26 °C das Kuhn-System bei Inspiration eine Temperatur von 23,75 °C im Median hatte. Die entsprechenden Werte für das Paedi-System lagen bei 23,5 °C und für das Kreissystem bei 26,25 °C. In allen Fällen wurden bei den vergleichenden Messungen die höchsten Temperaturen im Kreissystem gefunden. Die niedrigsten Werte lagen beim Patienten Nr. VIII im Kuhn- und Paedi-System bei 19 °C inspiratorisch, im Kreissystem betrug im Gegensatz dazu der niedrigste Wert 23,5 °C, inspiratorisch gemessen beim Patienten Nr. X. Mit 2 Ausnahmen (Patient Nr. VIII und X) besteht der Eindruck, daß die vorgegebene Raumtemperatur einen entscheidenden Einfluß auf die Temperaturen im Kreissystem hatte, der, im Gegensatz dazu, bei den anderen beiden Systemen nicht nachweisbar war. Der Unterschied ist sicherlich durch die halboffene Funktionsweise des Kuhn- und Paedi-System auf der einen Seite und des halbgeschlossenen Kreissystems auf der anderen Seite bedingt.

Bei der relativen Feuchtigkeit des Gasgemisches in der Inspiration fanden wir, wie auch schon in den Tierversuchen, deutliche Unterschiede zwischen den beiden halboffenen Systemen und dem halbgeschlossenen Kreissystem. Die Mediane für das Kuhn- und Paedi-System lagen mit 31,7 bzw. 23,45% sehr niedrig, im Gegensatz dazu fanden wir im Kreissystem einen Wert von 76,75%. Mit einer Ausnahme (Patient Nr. V) hatte immer das Paedi-System die niedrigsten inspiratorischen Feuchtigkeitswerte, das Extrem war 2,7% beim Patienten Nr. VII. Der höchste Wert mit 92,3% ließ sich im Kreissystem messen, dort fanden sich auch in allen Fällen die höchsten Werte bei den vergleichenden Messungen.

Tabelle 27. Einzelwerte und Mediane für die Temperatur und Feuchtigkeit bei Inspiration in den 3 Systemen

Temperatur insp.

Pat.-Nr.		Kuhn-System [°C]	Paedi-System [°C]	Kreis-System [°C]
I	(26 °C)	23,5 °C	23,0 °C	26,5 °C
II	(26 °C)	24,0 °C	22,0 °C	26,5 °C
III	(26 °C)	25,5 °C	25,0 °C	27,0 °C
IV	(26 °C)	22,0 °C	21,5 °C	26,0 °C
V	(25 °C)	25,0 °C	24,0 °C	26,0 °C
VI	(24 °C)	25,0 °C	24,0 °C	26,0 °C
VII	(27 °C)	27,0 °C	27,0 °C	28,5 °C
VIII	(27 °C)	19,0 °C	19,0 °C	24,0 °C
IX	(28 °C)	23,0 °C	24,0 °C	28,0 °C
X	(26 °C)	22,0 °C	22,0 °C	23,5 °C
Median		23,75 °C	23,50 °C	26,25 °C

rel. Feuchtigkeit insp.

Pat.-Nr.	Kuhn-System [%]	Paedi-System [%]	Kreis-System [%]
I	37,7 %	20,1 %	88,3 %
II	60,9 %	37,4 %	75,7 %
III	27,7 %	26,5 %	84,9 %
IV	24,6 %	20.3 %	76,8 %
V	24,0 %	27,2 %	76,7 %
VI	35,7 %	22,2 %	67,5 %
VII	22,2 %	2,7 %	71,4 %
VIII	47,4 %	24,7 %	75,7 %
IX	39,0 %	28,1 %	92,3 %
X	24,2 %	18,0 %	87,4 %
Median	31,7 %	23,45 %	76,75 %

Um im Kreissystem den Einfluß des Frischgasflusses auf die Temperatur und die relative Feuchtigkeit des Gasgemisches bei Inspiration zu erfassen, haben wir diese beiden Größen bei den Patienten Nr. I, III, IV und IX am Ende der vergleichenden Untersuchungen für die Flowgrößen 2 l/min, 4 l/min, 6 l/min und 8 l/min gemessen.

Nur bei diesen Kindern waren zusätzlich zu den vergleichenden Messungen diese Untersuchungen möglich, weil die Operationszeiten lang genug waren, um alle Bestimmungen intraoperativ durchführen zu können.

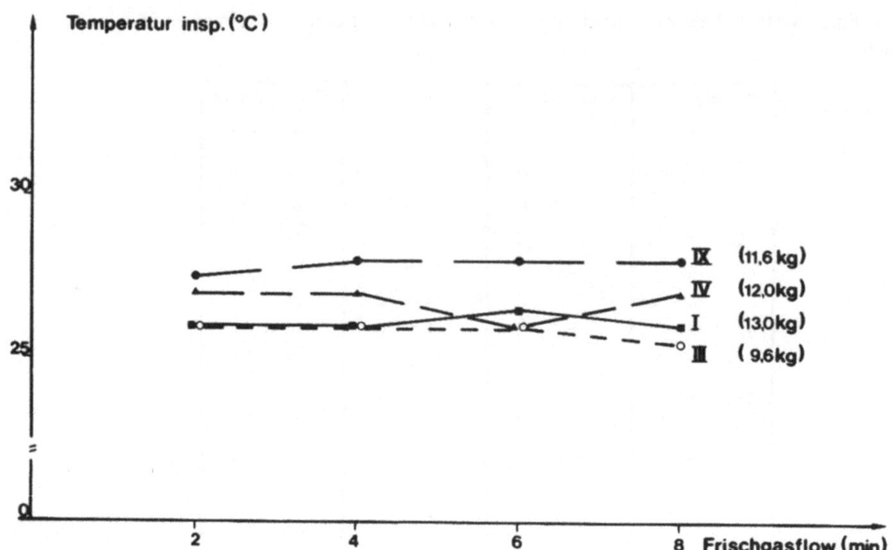

Abb. 52. Temperaturen der Gasgemische bei Inspiration in Abhängigkeit vom Frischgasflow im Kreissystem

Die Temperaturmessungen bei Inspiration für diese 4 Flowgrößen sind in Abb. 52 dargestellt.

Eine direkte Beziehung zwischen der Höhe des Frischgasflusses und der Inspirationstemperatur im Kreissystem konnten wir bei den 4 Kindern mit einem Gewicht zwischen 9,6 und 13 kg nicht feststellen.

Die Ergebnisse für die relative Feuchtigkeit inspiratorisch und den verschiedenen Flowgrößen sind für dieselben Kinder in Tabelle 28 zusammengefaßt.

Wir beobachteten 2mal einen Abfall der relativen inspiratorischen Feuchtigkeit, aber erst bei einem Flow von 8 l/min (Patient Nr. I und IV), in den beiden anderen Fällen war eine Abhängigkeit zwischen dem Flow und der relativen Feuchtigkeit bei Inspiration nicht herzustellen. Insgesamt gesehen konnten wir also bei diesen 4 Kindern keine eindeutige Beziehung zwischen diesen beiden Größen erkennen, man muß jedoch beachten, daß bei einem gewichtsentsprechenden Atemhubvolumen von rund 100 ml und der Beatmungsfrequenz von 30—40 Atemhüben/min der Frischgasanteil mit den gewählten Flowgrößen relativ hoch ist.

Tabelle 28. Relative Feuchtigkeit der Inspirationsgasgemische in Abhängigkeit vom Frischgasfluß

Rel. Feuchtigkeit insp. Kreissystem

Patient-Nr.	Flow 2 l/min [%]	Flow 4 l/min [%]	Flow 6 l/min [%]	Flow 8 l/min [%]
I (13 kg)	84,3	84,3	88,3	76,8
III (9,6 kg)	76,8	76,8	84,9	76,5
IV (12 kg)	77,4	77,4	76,8	70,4
IX (11,6 kg)	88,5	92,3	92,3	92,3

4.4 Zusammenfassung der Ergebnisse

Faßt man die vergleichenden Untersuchungen am Lungenmodell, im Tierversuch und am Patienten zusammen, so kommt man zu folgenden Aussagen:

1. Beim Kuhn-System konnten wir die für Spülgassysteme typische Abhängigkeit der Rückatmung von der Relation zwischen der inspiratorischen Atemstromstärke und der Höhe des Frischgasflusses nachweisen. Daraus ergab sich auch die indirekte Abhängigkeit zwischen dem Frischgasflow und dem Atemminutenvolumen. Bei einer simulierten Spontanatmung konnten wir im Experiment eine Rückatmung von mehr als 0,2 Vol.-% CO_2 nur dann verhindern, wenn die Höhe des Frischgasflusses das $2^1/_2$- bis 3fache des Atemminutenvolumens ausmachte.
   Das Paedi-System und das von uns für Kinder modifizierte Erwachsenenkreissystem waren dagegen rückatmungsfrei, die Ventile in beiden Systemen funktionierten auch bei niedrigen Atemhubvolumina und hohen Atemfrequenzen.
2. Bedingt durch das zirkulierende Gasvolumen wurden Änderungen in der Gaszusammensetzung im halbgeschlossenen Kreissystem langsamer beantwortet als in den beiden anderen halboffenen Narkosesystemen. Die Latenzzeit bis zum Erreichen des eingestellten Soll-Wertes war im Experiment und im Tierversuch für das Kreissystem doppelt so lang, sie blieb aber mit 30 bzw. 40 s bei einem Flow von 4 l/min noch im Sekundenbereich. Bei einer Flowerhöhung von 4 auf 10 l/min im Kreissystem ließ sich diese Latenzzeit im Experiment jedoch von 30 auf 10 s verringern.
3. Mit den vergleichenden arteriellen Blutgasanalysen konnten wir im Tierexperiment zeigen, daß das Umwechseln in beliebiger Reihenfolge vom Kuhn- auf das Paedi- oder auf das Kreissystem keinen Einfluß auf die Ventilationsgrößen hatte. Wir sahen weder unter Spontanatmung noch unter assistierter oder kontrollierter Beatmung irgendwelche Veränderungen, die zu Lasten eines der untersuchten Narkosesysteme gegangen wären.
   Das gleiche Ergebnis erbrachten vergleichende klinische Untersuchungen zwischen dem Kuhn- und Kreissystem, die mit Hilfe von kapillären Blutgasanalysen und kontinuierlichen transkutanen pO_2-Messungen bei Säuglingen unter Spontanatmung gemacht wurden.
4. Bei den vergleichenden Untersuchungen zur Temperatur des inspiratorischen Gasgemisches zeigten sich im Tierversuch bei einer Raumtemperatur von 21 °C keine relevanten Unterschiede zwischen den 3 Narkosesystemen, bei den klinischen Untersuchungen und einer Raumtemperatur von 26 °C im Median lagen die Werte für das Kreissystem (Median 26,25 °C) jedoch um rund 2,5 °C höher als im Kuhn- (Median 23,75 °C) und Paedi-System (Median 23,5 °C).
   Erhebliche Unterschiede zwischen den halboffenen Systemen auf der einen und dem halbgeschlossenen Kreissystem auf der anderen Seite fanden wir jedoch bei den vergleichenden Bestimmungen der relativen Feuchtigkeit im inspiratorischen Gasgemisch. Bei den Tierversuchen hatte das halbgeschlossene Kreissystem Werte im Median von 87,2% und lag damit 4- bis 6mal höher als das Kuhn- (Median 23,4%) und Paedi-System (Median 13,65%). Bei den klinischen Untersuchungen waren die Unterschiede ebenfalls deutlich ausgeprägt, der Median für das Kreissystem lag bei 76,75% und damit $2^1/_2$- bis 3mal höher als der Median des Kuhn- (Median 31,7%) und Paedi-Systems (23,45%).

Aufgrund dieser Untersuchungen konnten wir nachweisen, daß durch das einfache Auswechseln der Beatmungsschläuche und der Endstücke ein normales Erwachsenenkreissystem in ein voll funktionstüchtiges Narkosesystem für Kinder *aller* Altersstufen umgewandelt werden kann. Dieses modifizierte Erwachsenenkreissystem für Kinder hat zusätzlich noch den Vorteil, daß die Narkosegase ohne Zusatzgeräte vorgewärmt und angefeuchtet wurden. Der Frischgasverbrauch und dadurch auch der Narkosemittelverbrauch war im Vergleich zum Kuhn-System deutlich niedriger, ebenfalls war das Problem der Ableitung überschüssiger Narkosegase aus dem Kreissystem schon seit langer Zeit befriedigend gelöst worden. Als besondere Vorteile gegenüber dem Kuhn- und Paedi-System erwiesen sich bei dem modifizierten Erwachsenenkreissystem die fehlende Altersbegrenzung und die erweiterte Palette an möglichen Kontrollgrößen für die Ventilationsüberwachung.

5 Vergleichende experimentelle Untersuchungen zur Genauigkeit von Meßgeräten für das Atemzug- und Atemminutenvolumen und die endexspiratorische CO_2-Messung im Kindesalter

Für Erwachsene werden im Kreissystem der Beatmungsdruck, das Atemzug- und Atemminutenvolumen heute routinemäßig überwacht. In jüngster Zeit kam noch die Kontrolle der Sauerstoffkonzentration im Inspirationsschenkel hinzu. Damit standen uns für das Kindesalter diese Kontrollgrößen theoretisch auch im modifizierten Kreissystem zur Verfügung. Hinzu kam noch, daß vom System her eine endexspiratorische CO_2-Messung ebenfalls durchführbar war. Dabei konnten Drucküberwachung und Sauerstoffmessung direkt mitverwendet werden. Für die Atemzug- und Atemminutenvolumenbestimmung wie auch für die CO_2-Überwachung stellte sich dagegen die Frage, ob die zur Verfügung stehenden Geräte empfindlich genug sein würden, um z. B. auch die kleinen Atemzugvolumina und die hohen Atemfrequenzen des Säuglingsalters erfassen zu können.

Wir haben daher in den folgenden experimentellen Untersuchungen eine Reihe von Geräten, die teilweise für den Einsatz bei Erwachsenen und Kindern insgesamt oder speziell für das Kindesalter entwickelt worden waren, auf ihre Genauigkeit und Eignung für den Einsatz bei Kindern überprüft.

5.1 Meßgeräte für das Atemzug- und Atemminutenvolumen

Um die Genauigkeit dieser Meßgeräte beim Einsatz in der Kinderanästhesie überprüfen zu können, haben wir 4 im Handel befindliche Geräte für unsere Untersuchungen ausgewählt.

1. Dazu gehörten das speziell für Kinder entwickelte Volumeter 2000 K, bei dem 2 Styroporkolbenrotoren mit sehr geringer Trägheit das durchströmende Volumen messen. Angezeigt wird das Atemzugvolumen und, über eine Zeituhr gemessen, auch das Atemminutenvolumen.
2. Ebenfalls getestet wurde das Spiroflo-Respirometer, das für Kinder und Erwachsene konzipiert wurde. Der Luftstrom wird dabei durch Lamellen in eine kreisende Bewegung gebracht, die dann ein reibungsarm gelagertes Plättchen bewegen kann. Die Drehung dieses Plättchens führt in Abhängigkeit von der Auslenkung zu einer Kapazitätsänderung an einem Kondensator, die proportional dem Luftstrom ist. Gemessen wird wahlweise das Atemzugvolumen oder das Atemminutenvolumen. Für die beiden Altersbereiche ist jeweils die entsprechende Empfindlichkeitsstufe vorzuwählen.
3. Das Respirometer Typ Haloscale ist von der Arbeitsweise her gesehen ein Wright-Spirometer. Es arbeitet nach dem Windmühlenprinzip. Der Luftstrom wird durch Schlitze senkrecht auf reibungsarm gelagerte Rotorblätter geleitet, die sich in Abhängigkeit von der Luftströmung drehen. Registriert wird jeweils nur das Atemzugvolumen, das Atemminu-

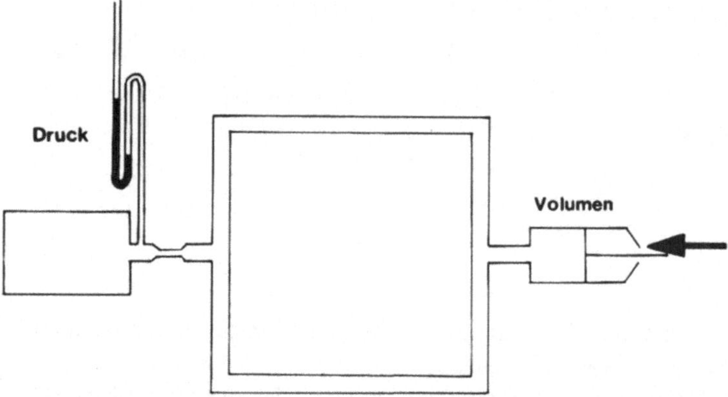

Abb. 53. Funktionsprinzip der Volumenbestimmung über die Druck-Volumen-Beziehung im geschlossenen System

tenvolumen muß mit einer zusätzlichen Zeitmessung jedes Mal gesondert ermittelt werden.
4. Das Volumenmeßgerät LS 75 arbeitet mit einem Kunststoffrohr, in dem quer zur Luftströmung eine Ultraschallquelle mit Sensor angebracht ist. Im Rohr befinden sich Strömungshindernisse, die bei einem Luftstrom zu Verwirbelungen und Vibrationen führen, die den Ultraschall in Abhängigkeit vom Ausmaß dieser Strömungsstörungen verändern. Diese Veränderungen sind dem Luftstrom proportional und führen damit indirekt zur Volumenmessung. Gemessen wird wahlweise das Atemzug- oder Atemminutenvolumen.

Diese 4 Volumenmeßgeräte wurden von uns unter standardisierten experimentellen Bedingungen auf ihre Genauigkeit hin untersucht, verglichen wurden ein definiertes Atemminutenvolumen mit den tatsächlich von den Geräten gemessenen Werten.

5.1.1 Material und Methodik

Um die Atemzugvolumina und damit auch die Atemminutenvolumina genau festlegen zu können, wurde mit einem geschlossenen System für jede festgelegte Meßanordnung eine Druck-Volumen-Beziehung aufgestellt (Abb. 53).

Mit einer kalibrierten Spritze wurden Volumina zwischen 10 und 100 ml in 10er Schritten in das System appliziert und der daraus resultierende Druckanstieg gemessen, um daraus für alle definierten Testbedingungen eine entsprechende Regressionsgerade ermitteln zu können. In Abb. 54 ist eine solche Druck-Volumen-Beziehung dargestellt.

Da die Überprüfung der verschiedenen Volumenmeßgeräte mit einer Sinuspumpe die Flowcharakteristik des Exspirationsvolumens bei den altersentsprechenden Compliance- und Resistancewerten nicht berücksichtigt hätte, haben wir, um der Realität nahe zu kommen, einen Versuchsablauf gewählt, bei dem diese Größen miteingebracht waren. Wir wählten 4 Bereiche für das Atemminutenvolumen mit den dazugehörigen altersentsprechenden Compliance- und Resistancewerten [84, 189], die in Tabelle 29 zusammengestellt wurden.

Die Erstellung der Druck-Volumen-Beziehung in dem geschlossenen System erfolgten jeweils unter Berücksichtigung dieser Werte.

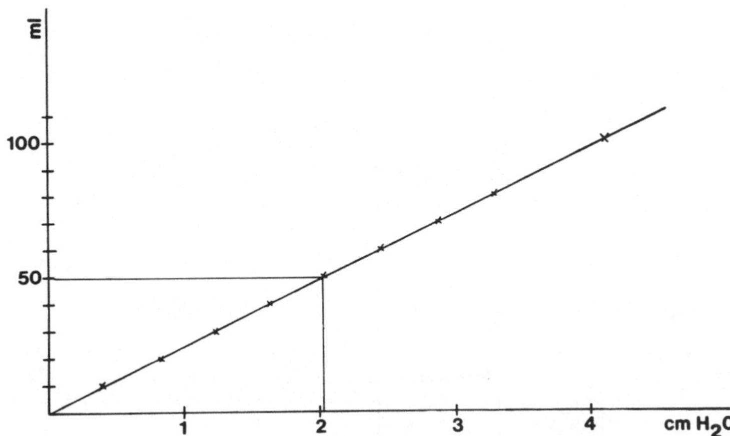

Abb. 54. Originalaufzeichnung einer Druck-Volumen-Beziehung. Compliance: 20 ml/cm H_2O; Resistance: 20 cm $H_2O/l/s$

Tabelle 29. Atemminutenvolumen, Atemfrequenz, Compliance- und Resistancebereiche für die verschiedenen Altersgruppen

	Atemminu-tenvolumen [ml/min]	Frequenz [Atemzüge/min]	Compliance [ml/cm H_2O]	Resistance [cm $H_2O/l/s$]
Kleinkinder, 4–6 Jahre	4000	10–50	60	10
Kleinkinder, 1–3 Jahre	2000	28–50	20	20
Säuglinge, 1–12 Monate	1200	24–60	10	30
Neugeborene, 1–14 Tage	600	30–60	6	40

Der Versuchsaufbau ist in Abb. 55 dargestellt. Die Anordnung bestand aus einem geschlossenen Kreissystem (Kreisteil 7a), als Volumenpumpe diente nach der Eichung ein flowzeitgesteuertes und damit auch volumenkonstantes Beatmungsgerät, bei dem sich die gewählten Frequenzbereiche exakt und die gewünschten Atemhubvolumina annähernd genau einstellen ließen. In den Kreis integriert war immer ein Luftbefeuchter, der aber nur wahlweise für die entsprechenden Messungen in Betrieb genommen wurde. Die gewählten Widerstände wurden durch definierte Filterpapierplättchen eingebracht, die verschiedenen Compliancebereiche wurden durch Glasflaschen mit definierter Compliance simuliert, die Gasflaschen waren mit Kupferwolle gefüllt. Die Druckveränderungen wurden mit Hilfe eines Druckaufnehmers registriert und nach entsprechender Verstärkung mit einem geeichten Schreiber kontinuierlich aufgezeichnet. Aus den Druckwerten konnten dann mit Hilfe der vorher bestimmten Regressionsgeraden für die Druck-Volumen-Beziehung das entsprechende Hubvolumen und dann daraus das Atemminutenvolumen ermittelt werden. Die verschiedenen Volumenmeßgeräte wurden abwechselnd an die Stelle des Volumeters plaziert. Beim Volumeter 2000 K und beim Respirometer Typ Haloscale wurden jeweils 10 Atemzüge 3mal hintereinander gemessen und aus dem Mittelwert in Verbindung mit der Frequenz dann das Atemminutenvolumen berechnet. Beim Spirometer LS 75 und beim Spiroflo-Respirometer wurde

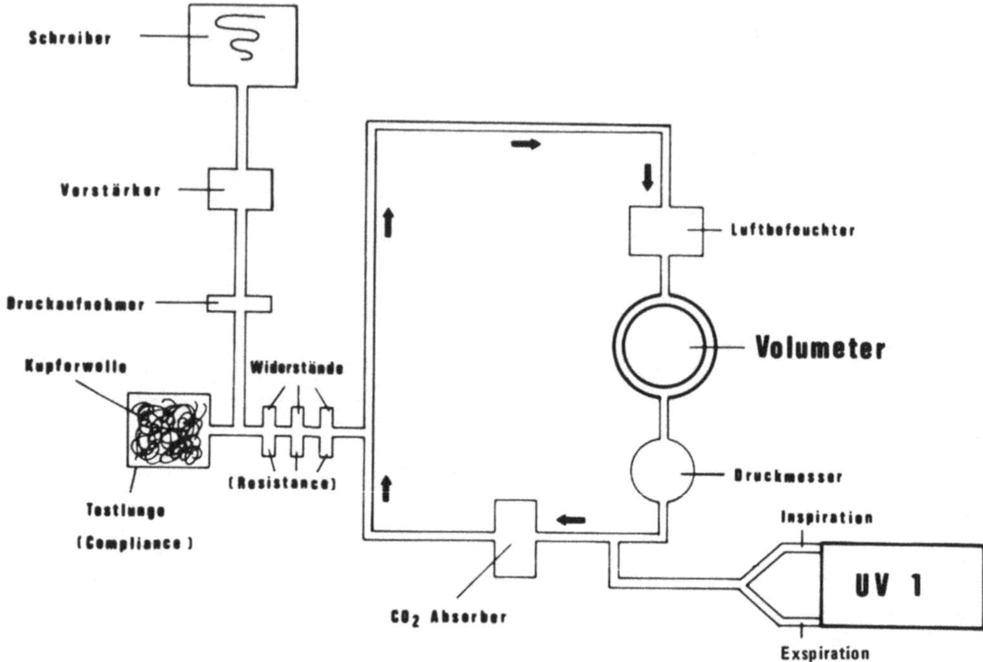

Abb. 55. Schematischer Versuchsaufbau zur Überprüfung der verschiedenen Volumenmeßgeräte

das Atemminutenvolumen jeweils 3mal gemessen und daraus dann der Mittelwert errechnet, das Spirometer LS 75 war für die Messungen auf die Funktion „Spontanatmung" gestellt.

5.1.2 Ergebnisse

Die Ergebnisse für die 4 gewählten Atemminutenvolumenbereiche sind in den Tabellen 30–33 zusammengestellt, ebenfalls sind dort die entsprechenden Einstellungen für das Atemhubvolumen und die Atemfrequenz verzeichnet. Aufgrund der Versuchsanordnung konnte die Frequenz exakt eingestellt werden, für das Atemhubvolumen konnten aufgrund der Balgeinstellung im Beatmungsgerät nur Näherungswerte erreicht werden. Dieser Näherungswert wurde jedoch jedes Mal genau ermittelt und ging erst dann in die Berechnung des Atemminutenvolumens ein. Das vom Beatmungsgerät gelieferte und exakt bestimmte Atemminutenvolumen ist als AMV-Soll, das vom Volumenmeßgerät tatsächlich ermittelte Atemminutenvolumen als AMV-Ist gekennzeichnet. Die Abweichungen zwischen beiden Größen wurden einmal in Milliliter erfaßt und einmal in Prozentabweichung vom Soll-Wert errechnet.

Um die Abweichungen zwischen Soll-Wert und Ist-Wert noch einmal für jedes Volumenmeßgerät zu verdeutlichen, haben wir in den Abb. 56–59 die gemessenen Daten und die von uns für vertretbaren Toleranzen von ± 10 bis maximal ± 15% des Soll-Wertes eingezeichnet.

Ohne Anfeuchtung (in der Zeichnung als Punkte eingetragen) liegen für ein Atemminutenvolumen von rund 4000 ml alle 4 gemessenen Werte für das Volumeter 2000 K innerhalb des Toleranzbereiches von ± 15%, 3 sogar innerhalb des Bereiches von ± 10%. Mit Anfeuchtung (in der Zeichnung als Dreiecke gekennzeichnet) liegen nur noch 2 der 4 Werte im Be-

Tabelle 30. Atemfrequenzen, Atemzugvolumina – gelieferte und gemessene Volumenwerte für den Bereich eines Atemminutenvolumens von 4000 ml. Compliance 60 ml/cm H_2O, Resistance 20 cm H_2O/l/s

	Atemfre-quenz f	Atemzug-volumen V_T	AMV-Soll [ml]		AMV-Ist [ml]		Abweichung Volumen [ml]		Abweichung [%]	
			trocken	feucht	trocken	feucht	trocken	feucht	trocken	feucht
DRÄGER: Kindervolumeter	50	80	4000	4000	4000	4000	0	0	0	0
	40	100	4440	4200	4080	3960	− 360	− 240	− 8	− 5
	20	200	4080	4080	3580	2913	− 500	− 1167	− 12	− 28
	10	400	3690	4020	3800	3086	+ 110	− 934	+ 3	− 23
BOURNS: Spirometer	50	80	4000	3724	3833	4150	− 167	+ 426	− 4	+ 11
	40	100	4000	3978	3694	4270	− 306	+ 292	− 7	+ 7
	20	200	4100	3600	3428	3176	− 672	− 424	− 16	− 11
	10	400	4000	3735	3342	3423	− 658	− 312	− 16	− 8
HALOSCALE: Spirometer	50	80	3950	3800	3300	3250	− 650	− 550	− 16	− 14
	40	100	4080	3800	3120	3200	− 960	− 600	− 23	− 15
	20	200	4020	4080	2980	3120	−1040	− 960	− 25	− 23
	10	400	4000	4000	3230	3280	− 770	− 720	− 19	− 18
ENVIT: Spiroflo	50	80	3984	3724	2170	3150	−1814	− 574	− 45	− 15
	40	100	3610	3800	2130	3350	−1480	− 450	− 41	− 11
	20	200	4000	3800	2100	4500	−1900	+ 700	− 47	+ 18
	10	400	3600	3600	2100	4500	−1500	+ 900	− 41	+ 25

Tabelle 31. Atemfrequenzen, Atemzugvolumina – gelieferte und gemessene Volumenwerte für den Bereich eines Atemminutenvolumens von 2000 ml. Compliance 20 ml/cm H_2O, Resistance 20 cm H_2O/l/s. *n. g.* nicht gemessen

	Atemfre-quenz f	Atemzug-volumen V_T	AMV-Soll [ml]		AMV-Ist [ml]		Abweichung Volumen [ml]		Abweichung [%]	
			trocken	feucht	trocken	feucht	trocken	feucht	trocken	feucht
DRÄGER: Kindervolumeter	50	40	1950	1700	1000	760	− 950	− 940	− 48	− 55
	40	50	1960	2040	1200	1280	− 760	− 760	− 38	− 37
	33	60	1980	1914	1320	1320	− 660	− 594	− 33	− 31
	28	70	1904	2044	1120	1400	− 784	− 644	− 41	− 31
BOURNS: Spirometer	50	40	n. g.	2058	n. g.	640	n. g.	−1418	n. g.	− 68
	40	50	n. g.	1950	n. g.	740	n. g.	−1210	n. g.	− 62
	33	60	1980	1891	852	650	−1128	−1241	− 56	− 65
	28	70	1876	1890	930	740	− 946	−1150	− 50	− 60
HALOSCALE: Spirometer	50	40	2050	2150	1000	1000	−1050	−1150	− 51	− 53
	40	50	1760	1960	924	840	− 836	−1120	− 47	− 57
	33	60	1980	1980	1056	1023	− 924	− 957	− 46	− 48
	28	70	1932	2044	1064	1204	− 868	− 840	− 44	− 41
ENVIT: Spiroflo	50	40	1850	2058	1150	1150	− 700	− 908	− 37	− 44
	40	50	1680	1911	1200	1150	− 480	− 761	− 28	− 39
	33	60	1392	1888	1100	1150	− 292	− 738	− 20	− 39
	28	70	1495	1904	1200	1160	− 295	− 744	− 19	− 39

Tabelle 32. Atemfrequenzen, Atemzugvolumina – gelieferte und gemessene Volumenwerte für den Bereich eines Atemminutenvolumens von 1200 ml. Compliance 10 ml/cm H_2O, Resistance 30 cm H_2O/l/s. *n. g.* nicht gemessen, ∅ keine Anzeige

	Atemfrequenz f	Atemzugvolumen V_T	AMV-Soll [ml]		AMV-Ist [ml]		Abweichung Volumen[ml]		Abweichung [%]	
			trocken	feucht	trocken	feucht	trocken	feucht	trocken	feucht
DRÄGER: Kindervolumeter	60	20	1200	1320	∅	∅	∅	∅	∅	∅
	40	30	1320	1120	440	∅	− 880	∅	− 66	∅
	30	40	1230	1170	345	∅	− 885	∅	− 71	∅
	24	50	1175	1272	480	216	− 695	− 1056	− 59	− 83
BOURNS: Spirometer	60	20	n. g.	1160	n. g.	220	n. g.	− 940	n. g.	− 81
	40	30	n. g.	1084	n. g.	152	n. g.	− 932	n. g.	− 86
	30	40	1260	1218	30	120	−1230	− 1098	− 97	− 90
	24	50	1152	1150	48	380	−1104	− 770	− 95	− 66
HALOSCALE: Spirometer	60	20	1200	1320	∅	∅	∅	∅	∅	∅
	40	30	1080	1120	∅	∅	∅	∅	∅	∅
	30	40	1680	1140	∅	300	∅	− 840	∅	− 73
	24	50	1176	1176	312	384	− 864	− 792	− 73	− 67
ENVIT: Spiroflo	60	20	n. g.	1120	n. g.	700	n. g.	− 420	n. g.	− 37
	40	30	n. g.	1053	n. g.	700	n. g.	− 353	n. g.	− 33
	30	40	1148	·1204	600	800	− 548	− 404	− 47	− 33
	24	50	1127	1056	650	800	− 477	− 256	− 42	− 24

Tabelle 33. Atemfrequenzen, Atemzugvolumina – gelieferte und gemessene Volumenwerte für den Bereich eines Atemminutenvolumens von 600 ml. Compliance 6 ml/cm H_2O, Resistance 40 cm H_2O/l/s. *n. g.* nicht gemessen, Ø keine Anzeige

	Atemfre-frequenz f	Atemzug-volumen V_T	AMV-Soll [ml]		AMV-Ist [ml]		Abweichung Volumen [ml]		Abweichung [%]	
			trocken	feucht	trocken	feucht	trocken	feucht	trocken	feucht
DRÄGER: Kindervolumeter	60	10	672	n. g.	Ø	n. g.	Ø	n. g.	Ø	n. g.
	50	12	470	n. g.	Ø	n. g.	Ø	n. g.	Ø	n. g.
	40	15	536	n. g.	Ø	n. g.	Ø	n. g.	Ø	n. g.
	30	20	588	n. g.	Ø	n. g.	Ø	n. g.	Ø	n. g.
BOURNS: Spirometer	60	10	n. g.	n. g.	n. g.	n. g.	n. g.	n. g.	n. g.	n. g.
	50	12	n. g.	n. g.	n. g.	n. g.	n. g.	n. g.	n. g.	n. g.
	40	15	n. g.	n. g.	n. g.	n. g.	n. g.	n. g.	n. g.	n. g.
	30	20	n. g.	n. g.	n. g.	n. g.	n. g.	n. g.	n. g.	n. g.
HALOSCALE: Spirometer	60	10	n. g.	n. g.	n. g.	n. g.	n. g.	n. g.	n. g.	n. g.
	50	12	n. g.	n. g.	n. g.	n. g.	n. g.	n. g.	n. g.	n. g.
	40	15	n. g.	n. g.	n. g.	n. g.	n. g.	n. g.	n. g.	n. g.
	30	20	n. g.	n. g.	n. g.	n. g.	n. g.	n. g.	n. g.	n. g.
ENVIT: Spiroflo	60	10	n. g.	n. g.	n. g.	n. g.	n. g.	n. g.	n. g.	n. g.
	50	12	n. g.	n. g.	n. g.	n. g.	n. g.	n. g.	n. g.	n. g.
	40	15	n. g.	n. g.	n. g.	n. g.	n. g.	n. g.	n. g.	n. g.
	30	20	n. g.	n. g.	n. g.	n. g.	n. g.	n. g.	n. g.	n. g.

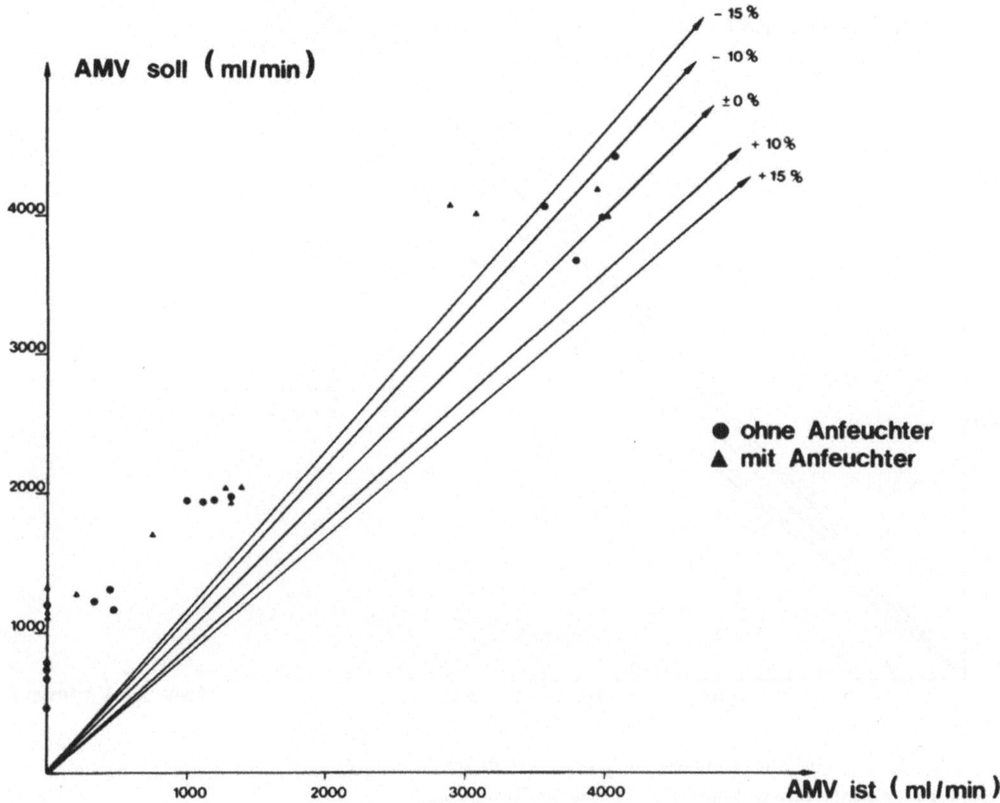

Abb. 56. Prozentuale Abweichungen der gemessenen Werte für das Atemminutenvolumen vom tatsächlich gelieferten Atemminutenvolumen für das Volumeter 2000 K

reich von ± 10%, die beiden anderen sind weit außerhalb des ± 15%-Toleranzbereiches. Es überwiegen insgesamt dabei die Abweichungen nach unten (5mal zu niedrige Anzeigen gegenüber 2 Anzeigen, die zu hoch liegen. Ein Wert liegt direkt auf der Ideallinie von ± 0%).

Im Bereich von 2000 ml für das Atemminutenvolumen liegen alle gefundenen Ist-Werte deutlich außerhalb des ± 15%-Toleranzbereiches, das gleiche gilt für den Atemminutenvolumenbereich von 1200 und 600 ml. In allen Fällen wurden falsch niedrige Werte gemessen, beim Atemminutenvolumen von 1200 ml erfolgte 4mal keine Anzeige, bei den 4 gemessenen Werten für das Atemminutenvolumen von 600 ml war in keinem Fall eine Anzeige zu registrieren (Abb. 56).

Beim Spiroflo-Respirometer lag bei einem Atemminutenvolumen von rund 4000 ml nur ein Wert innerhalb des ± 15%-Toleranzbereiches, alle anderen lagen weit außerhalb. Ohne Anfeuchter wurden 4mal falsch niedrige Werte gemessen, mit Anfeuchter 2mal falsch niedrige und 2mal falsch hohe Werte. Für die Bereiche von 2000 und 1200 ml Atemminutenvolumen lagen alle Werte falsch niedrig und außerhalb des 15%-Toleranzbereiches. Auf die Messung für das Atemminutenvolumen von 600 ml wurde daher verzichtet (Abb. 57).

Beim Spirometer Typ Haloscale lagen für die Atemminutenvolumenbereiche von 4000, 2000 und 1200 ml alle gemessenen Werte außerhalb des 15%-Toleranzbereiches, alle Werte

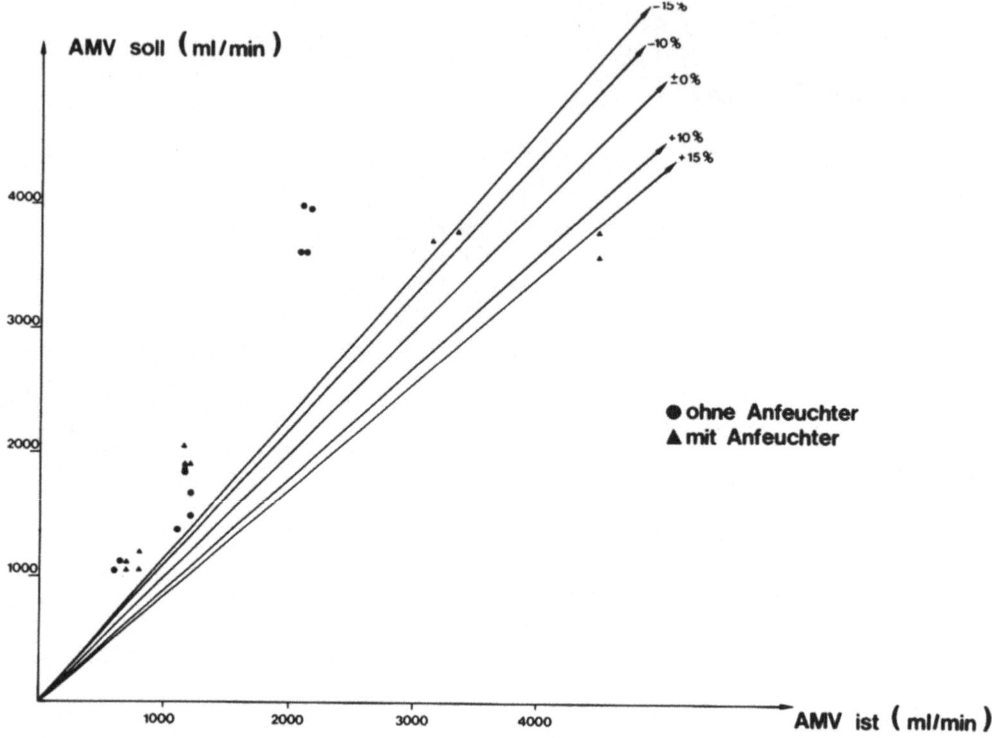

Abb. 57. Prozentuale Abweichungen der gemessenen Werte für das Atemminutenvolumen vom tatsächlich gelieferten Atemminutenvolumen für das Spiroflo-Respirometer

wurden falsch niedrig angezeigt. Auf die Messung für das Atemminutenvolumen von 600 ml wurde daher verzichtet (Abb. 58).

Beim Spirometer LS 75 lagen für das Atemminutenvolumen von 4000 ml 6 der 8 gemessenen Werte innerhalb des ± 15%-Toleranzbereiches, 4 davon sogar im ± 10%-Bereich. Die Werte ohne Anfeuchter lagen dabei alle zu niedrig. Bei einem Soll-Atemminutenvolumen von 2000 und 1200 ml lagen alle gemessenen Werte zu niedrig und deutlich unter dem 15%-Toleranzbereich. Auf die Messung beim Atemminutenvolumen von 600 ml wurde daher ebenfalls verzichtet (Abb. 59).

Zusammengefaßt bedeutete das, daß bei einem Atemminutenvolumen von 4000 ml, das sind Größenordnungen von Kindern zwischen 4 und 6 Jahren, nur noch das Volumeter 2000 K und das Spirometer LS 75 hinreichend genaue Werte ermitteln konnten, bei einem Atemminutenvolumen von 2000 ml hat jedoch keines der untersuchten Volumenmeßgeräte mehr zuverlässig gearbeitet. Die Fehler lagen weit außerhalb des 15%-Toleranzbereiches, die Abweichungen waren unabhängig davon, ob die Luft angefeuchtet war oder nicht.

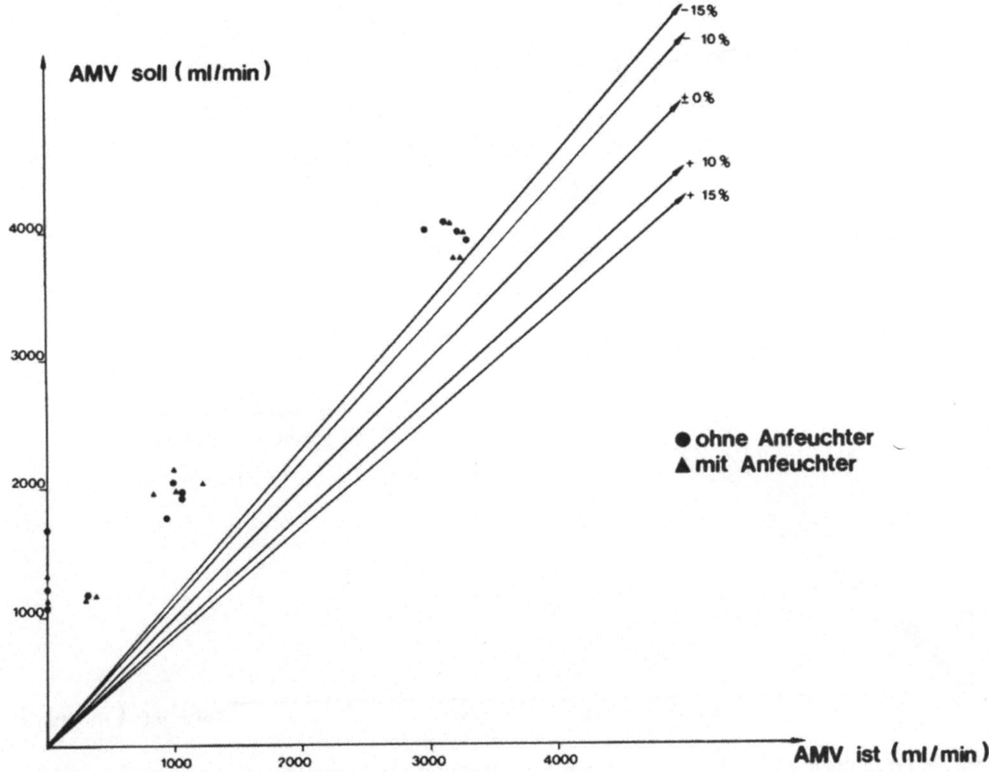

Abb. 58. Prozentuale Abweichungen der gemessenen Werte für das Atemminutenvolumen vom tatsächlich gelieferten Atemminutenvolumen für das Respirometer Haloscale

5.2 Meßgeräte für die endexspiratorische CO$_2$-Messung

Erst durch die Entwicklung der Ventilsysteme, sowohl des Paedi- als auch des Kreissystems, hatten wir uns diese kontinuierliche Kontrollmöglichkeit für die Narkosebeatmung bei Kindern schaffen können. Bei Spülgassystemen war eine sichere und praktikable endexspiratorische CO$_2$-Messung nicht durchführbar gewesen, weil Mischanalysen aus der Exspirationsluft des Patienten und im Frischgas nicht auszuschließen waren. Die Bedeutung dieser Methode liegt darin, daß bei physiologischen Ventilations-Perfusions-Verhältnissen in der Lunge und unter Voraussetzung einer nicht grob beeinträchtigten Diffusion der alveoläre pCO$_2$-Wert praktisch dem arteriellen pCO$_2$-Wert entspricht [193].

Da die alveoläre CO$_2$-Spannung identisch mit der endexspiratorischen CO$_2$-Spannung ist, erhält man über die Messung des endexspiratorischen CO$_2$-Gehaltes einen direkten Zugang zur Überwachung der alveolären Ventilation. Die gängigen Meßverfahren beruhen dabei auf dem Prinzip der CO$_2$-Absorption im infraroten Bereich bei einer Wellenlänge von 4,25 μm. Störmöglichkeiten durch Wasserdampf und Lachgas sind in diesem Bereich möglich und müssen bei der Konstruktion der Geräte berücksichtigt werden [193]. Für die praktische Anwendung in der Klinik sind 2 Verfahren entwickelt worden, auf der einen Seite die direkte Messung im Atemstrom und auf der anderen Seite die Messung im Nebenschluß. Hierbei wird

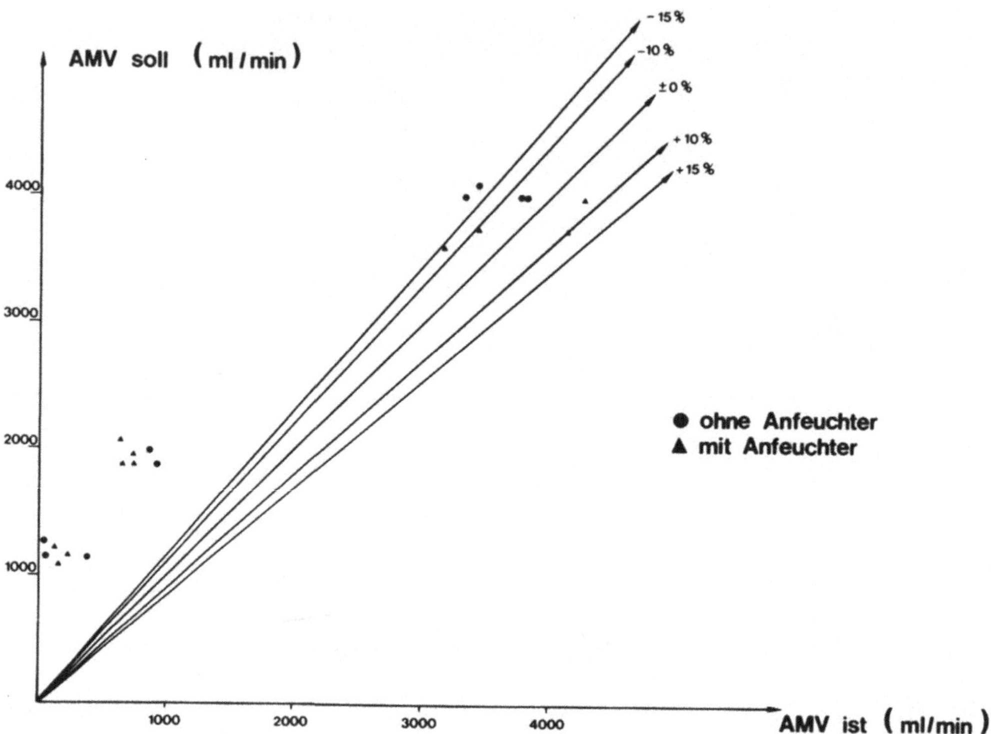

Abb. 59. Prozentuale Abweichungen der gemessenen Werte für das Atemminutenvolumen vom tatsächlich gelieferten Atemminutenvolumen für das Respirometer LS 75

mit einer Pumpe kontinuierlich ein Teil der Atemluft aus dem Narkosesystem in das Gerät zur Analyse abgesaugt. Für die Überwachung der Narkosebeatmung im Kindesalter stellt sich bei dieser Methode ebenfalls das Problem ein, daß auch kleine Atemhubvolumina und hohe Atemfrequenzen ausreichend genau analysiert werden müssen, um als Kontrollgröße überhaupt in Frage kommen zu können. Das Ziel der folgenden experimentellen Untersuchungen war daher, die dafür zur Verfügung stehenden Geräte auf ihre Tauglichkeit für diesen Zweck zu überprüfen.

5.2.1 Methodik

Zur Simulation einer Spontanatmung mit definiertem CO_2-Gehalt und einer Variation der Atemfrequenz zwischen 10 und 60 Atemzügen/min bei gleichzeitiger Atemzugvolumenänderung zwischen 10 und 100 ml, jeweils in 10er Schritten, benutzten wir wieder das von uns entwickelte Lungenmodell (s. oben). An die Stelle der Meßkapillare des Massenspektrometers wurde in diesen Fällen die Kapillare für die Meßgeräte oder die Meßküvette selbst plaziert. Um die Narkosebedingungen so weit wie möglich zu simulieren, wurde wiederum ein Narkosesystem mitangeschlossen, wir benutzten ein Kreissystem mit geöffnetem Überdruckventil, in dem ein Flow von 6 l Sauerstoff/min eingestellt wurde.

Von den zur Verfügung stehenden Geräten haben wir die folgenden 5 ausgewählt:

1. Normocap (Fa. Datex),
2. Capnograph III (Fa. Gould Goddart),
3. CO_2-Modul des Sirocust 404 (Fa. Siemens),
4. Capnolog (Fa. Dräger),
5. Capnometer (Fa. Hewlett Packard).

Davon arbeiten der Normocap und der Capnograph III bei der CO_2-Messung im Nebenschluß, bei den anderen 3 Geräten wird direkt im Atemstrom gemessen. Spezielle Meßküvetten für Kinder gibt es für die Geräte der Fa. Siemens und Hewlett Packard, auch die Geräte der Fa. Datex und Gould wurden mit für das Kindesalter konzipiert. Das Gerät der Fa. Dräger ist dagegen ausschließlich für den Erwachsenenbereich vorgesehen und wurde als Vergleich mitgemessen.

Die von den Geräten ermittelten CO_2-Konzentrationen wurden jeweils mit einem geeichten Schreiber aufgezeichnet, bei der Berechnung der prozentualen Abweichung vom Soll-Wert wurde die jeweils gemessene CO_2-Konzentration bei einem Hubvolumen von 100 ml und einer Frequenz von 20 Atemzügen/min für jedes Gerät gemessen und gleich 100% gesetzt. Dadurch konnten systembedingte Fehler, wie auch Temperatur- und Luftdruckschwankungen als Störmöglichkeiten eliminiert werden.

Ergebnisse

In den Tabellen 34–41 sind die Meßergebnisse für jedes Gerät eingetragen. Die dazugehörigen Atemfrequenzen und Atemzugvolumina sind ebenfalls aufgeführt. Die Zahlen in den Tabellen geben die prozentualen Abweichungen vom Soll-Wert an, dabei wurden immer zu niedrige Werte gefunden, so daß die Zahlen in den Tabellen immer die prozentualen *Unterschreitungen* des Soll-Wertes angeben. Beim Gerät der Fa. Datex, das im Nebenschluß die endexspiratorischen CO_2-Werte ermittelt, wurden 2 Absauggeschwindigkeiten überprüft.

Bei einer Absaugmenge von 150 ml/min konnten wir feststellen, daß Atemzugvolumina von 90 und 100 ml immer ausreichend genau analysiert wurden, d. h., die Abweichungen lagen unter 10% des Soll-Wertes. Bei Atemzuggrößen zwischen 40 und 80 ml war dies nur noch, abgesehen von einer Ausnahme, bei Atemfrequenzen zwischen 10 und 40 Atemhüben/min möglich, bei höheren Atemfrequenzen und ganz generell bei Atemzugvolumina von 30 ml und kleiner wurde kein Wert mehr genau genug angezeigt (Tabelle 34).

Bei einer Absaugmenge von 50 ml/min waren die Ergebnisse schlechter (Tabelle 35), zwischen dem Atemzugvolumen von 10 und 50 ml lagen die Abweichungen immer über 10% des Soll-Wertes, die Frequenz hatte darauf keinen Einfluß. Die Reduzierung der Absaugmenge führte bei diesem Gerät demnach zu einer Verschlechterung der Meßgenauigkeit.

Beim Capnograph III waren bei einer Absaugmenge von 500 ml/min für die Messung im Nebenschluß alle Werte bis zu einem Hubvolumen von 40 ml im Toleranzbereich (Tabelle 36). Bei dem Zugvolumen von 30 ml lagen nur die Werte für die Frequenzen von 50 und 60 Atemhüben/min zu tief, beim Zugvolumen von 10 und 20 ml lagen jedoch alle Werte außerhalb des Toleranzbereiches.

Auch hier zeigte sich, daß die Reduzierung der Absaugmenge (Tabelle 37), wie auch schon beim Gerät der Fa. Datex, zu einer deutlichen Verschlechterung der Meßgenauigkeit führte.

Tabelle 34. Prozentuale Unterschreitungen des Soll-Wertes für die endexspiratorische CO_2-Konzentration bei Verwendung des Normocap. Absaugmenge 150 ml/min

Frequenz [min] \ Hubvolumen [ml]	10	20	30	40	50	60	70	80	90	100
60	27	18	18	14	16	11	14	11	9	7
50	27	18	14	11	14	11	11	11	9	5
40	30	18	11	9	11	9	9	9	9	2
30	32	18	14	9	9	9	7	5	5	0
20	32	14	11	9	9	9	7	7	5	0
10	34	14	11	9	9	9	7	9	5	0

Tabelle 35. Prozentuale Unterschreitungen des Soll-Wertes für die endexspiratorische CO_2-Konzentration bei Verwendung des Normocap. Absaugmenge 50 ml/min

Frequenz [min] \ Hubvolumen [ml]	10	20	30	40	50
60	27	28	30	27	22
50	30	25	23	23	22
40	23	22	20	18	19
30	25	18	18	14	14
20	27	16	16	11	11
10	30	16	14	11	11

Tabelle 36. Prozentuale Unterschreitungen des Soll-Wertes für die endexspiratorische CO_2-Konzentration bei Verwendung des Capnograph III. Absaugmenge 500 ml/min

Frequenz [min]

	10	20	30	40	50	60	70	80	90	100
60	33	23	12	8	6	1	1	1	1	1
50	35	19	12	8	4	1	1	0	0	0
40	28	19	8	4	4	1	0	0	0	0
30	19	19	6	8	0	0	0	0	0	0
20	15	15	6	4	0	0	0	0	0	0
10	15	15	4	4	4	0	0	0	0	0

Hubvolumen [ml]

Tabelle 37. Prozentuale Unterschreitungen des Soll-Wertes für die endexspiratorische CO_2-Konzentration bei Verwendung des Capnograph III. Absaugmenge 50 ml/min

Frequenz [min]

	10	20	30	40	50	60	70	80	90	100
60	48	40	36	24	20	16	24	16	16	16
50	44	36	28	24	20	12	24	16	10	4
40	40	32	24	20	20	12	16	8	4	4
30	36	28	22	16	16	8	16	4	4	4
20	32	24	20	16	16	8	12	4	2	4
10	30	20	16	10	16	10	4	0	2	16

Hubvolumen [ml]

Tabelle 38. Prozentuale Unterschreitungen des Soll-Wertes für die endexspiratorische CO_2-Konzentration bei Verwendung des CO_2-Moduls des Sirecust 404

Frequenz [min]

	10	20	30	40	50	60	70	80	90	100
60	73	35	17	19	24	11	5	5	3	0
50	73	35	17	22	24	11	5	5	3	0
40	75	35	17	22	24	8	5	5	0	0
30	81	38	24	19	24	11	5	3	0	0
20	86	41	21	13	24	8	5	3	0	0
10	100	46	24	9	9	5	0	0	0	0

Hubvolumen [min]

Tabelle 39. Prozentuale Untersuchungen des Soll-Wertes für die endexspiratorische CO_2-Konzentration bei Verwendung des Capnolog

Frequenz [min]

	10	20	30	40	50	60	70	80	90	100
60	100	34	16	21	13	11	11	8	5	5
50	100	32	26	13	11	8	5	6	5	5
40	100	39	26	13	8	5	5	3	3	3
30	100	39	21	16	8	8	5	3	0	0
20	100	39	18	13	8	8	5	0	0	0
10	100	21	32	13	8	5	5	0	0	0

Hubvolumen [ml]

Tabelle 40. Prozentuale Unterschreitungen des Soll-Wertes für die endexspiratorische CO_2-Konzentration bei Verwendung des Capnometer

Frequenz [min]

	10	20	30	40	50	60	70	80	90	100
60	9	(14)	6	3	0	3	3	3	3	3
50	9	(11)	6	3	0	3	3	3	3	0
40	9	9	6	3	0	3	3	3	3	0
30	9	9	6	3	0	3	3	3	3	0
20	9	9	6	3	6	3	3	3	0	0
10	(11)	9	9	6	6	3	3	0	0	0

Hubvolumen [ml]

Beim Gerät der Fa. Siemens, das wie die folgenden direkt im Atemstrom analysierte, zeigten sich folgende Resultate (gemessen wurde mit der Kinderküvette): Bei einem Hubvolumen von 70–100 ml waren alle Werte im Toleranzbereich.

Bei einem Hubvolumen von 60 ml wurde schon 3mal der zulässige Bereich überschritten, bei einem Hubvolumen unter 60 ml waren mit 2 Ausnahmen alle gemessenen Werte zu ungenau (Tabelle 38).

Die Meßgenauigkeit des Geräts der Fa. Dräger war zwischen einem Atemhubvolumen von 80–100 ml immer ausreichend, in dem Bereich zwischen 50 und 70 ml wichen die Werte nur bei den hohen Frequenzen von 50 und 60 Atemhüben/min zu weit vom Soll-Wert ab. Ein Hubvolumen von 40 ml und kleiner wurde in keinem Fall mehr genau genug analysiert (Tabelle 39).

Bei Verwendung einer Kinderküvette hatte das Gerät der Fa. Hewlett-Packard die besten Ergebnisse (Tabelle 40). Es lagen insgesamt nur 3 Werte außerhalb des 10%-Toleranzbereiches. Zwei Werte davon wichen bei einem Hubvolumen von 20 ml und der hohen Atemfrequenz von 50 und 60 Atemhüben/min ab, der 3. Wert bei der unrealistischen Einstellung von einem Atemhubvolumen von 10 ml und einer Atemfrequenz von 10 Atemzügen/min.

Im Gegensatz zu den Ergebnissen bei den Volumenmeßgeräten hatten wir damit für die kontinuierliche Überwachung der endexspiratorischen CO_2-Konzentration ein Gerät gefunden, das bis zu einem Atemhubvolumen von 10 ml hinab selbst bei hohen Atemfrequenzen eine ausreichend genaue Analyse liefern konnte. Ein Atemhubvolumen von 10 ml entspricht einem Körpergewicht von 1000 g, wir waren also durch den Einsatz dieses Gerätes in Verbindung mit den von uns entwickelten Ventilsystemen in der Lage, die Narkosebeatmung selbst dieser extremen Altersklassen besser zu steuern.

6 Diskussion

Bisher bestand, mit Ausnahme gezielter wissenschaftlicher Untersuchungen [84, 189], die Überwachung der Narkosebeatmung in der klinischen Routineversorgung von Kindern bis zum Schulalter aus folgenden Maßnahmen:

1. Inspektion der Hautfarbe,
2. Inspektion der Farbe des Blutes im Operationsgebiet,
3. Inspektion der Atemexkursionen,
4. Auskultation des Beatmungsgeräusches mit dem Stethoskop,
5. evtl. punktuelle kapilläre oder, in Ausnahmefällen, arterielle Blutgasanalysen.

Im Gegensatz dazu waren die entsprechenden Kontrollen bei großen Kindern und Erwachsenen wesentlich umfangreicher. Neben den typischen klinischen Kriterien, wie z. B. Hautfarbe und Inspektion der Atemexkursionen, wurden folgende Größen zusätzlich überwacht und regelmäßig gemessen:

1. Beatmungsdruck,
2. Atemzugvolumen,
3. Atemminutenvolumen.

Punktuelle arterielle Blutgasanalysen gehörten bei Risikopatienten ebenfalls zu den Routinemaßnahmen. Unabhängig davon ist die Steuerung der Ventilation durch die endexspiratorische CO_2-Bestimmung bei den angewandten Systemen ohne Problem möglich und kann bei Bedarf jederzeit in die Überwachungsmaßnahmen integriert werden.

Die wesentlichen Ursachen für die Diskrepanz in der Überwachung der Narkosebeatmung von kleinen Kindern auf der einen und großen Kindern und Erwachsenen auf der anderen Seite, lag v. a. in technischen Problemen, die eine vergleichbare Kontrolle nicht zuließen. Vom Narkoserisiko her gesehen war diese Diskrepanz auf keinen Fall zu begründen, da kleine Kinder für die Narkoseventilation eher mehr als weniger Probleme bieten [84, 134, 135, 189, 190]. Ursächlich mitverantwortlich für die Diskrepanz war die routinemäßige Anwendung der Spülgassysteme für Kleinkinder, die von der Funktion her den Umfang möglicher Überwachungsmaßnahmen deutlich einschränken. Deshalb mußte das primäre Ziel unserer Überlegungen sein, durch die Entwicklung neuer Narkosesysteme die Voraussetzungen dafür zu schaffen, daß auch bei Säuglingen und Kleinkindern ein dem Erwachsenenalter vergleichbares Überwachungsprogramm für die Narkosebeatmung möglich wurde.

Ein zweites Ziel bestand darin, im Rahmen dieser Neuentwicklungen auch eine befriedigende Lösung für die Beseitigung der überschüssigen Narkosegase zu finden, um die Umgebungsbelastung und chronische Exposition des im Operationssaal tätigen Personals so weit wie möglich zu reduzieren.

Nach der Entwicklung des Paedi-Systems und später des modifizierten Erwachsenenkreissystems als neue Narkosesysteme für das Kindesalter mußten wir zunächst einmal den Nachweis führen, daß diese Systeme funktionstüchtig und sicher waren. Im Mittelpunkt dieser Überlegungen standen die Fragen, die sich mit dem Problem der Rückatmung befaßten. Dabei ist eine Rückatmung primär nicht pathologisch, sondern physiologischer Bestandteil bei jeder Inspiration, weil das endexspiratorische Restvolumen im Totraum der Lunge, mit Frischluft gemischt, bei der folgenden Inspiration immer rückgeatmet wird. Dieser Totraumanteil an Atemzugvolumen liegt normalerweise in einer Größenordnung um 30% [84, 137], und ist über alle Altersstufen hinweg relativ konstant. Bei jungen Säuglingen, v. a. jedoch bei untergewichtigen Neugeborenen, kann dieser Anteil wesentlich höher sein und in einer Größenordnung von 50–60% des Atemzugvolumens liegen [139]. Im Rahmen einer Narkosebeatmung wird diesem *physiologischen* Totraum immer noch ein *apparativer* Totraum hinzugefügt. Dieser setzt sich bei Maskennarkosen sowohl aus dem Totraum zwischen dem Gesicht und dem Maskenboden als auch dem Totraum des Ansatzstückes für die Maske zusammen. Er endet dort, wo der In- und Exspirationsschenkel des Narkosesystems vollständig voneinander getrennt sind. Um den Totraum für Maskennarkosen so weit wie möglich zu verringern, wurden spezielle Kindermasken und Adapter mit kleinem Totraum entwickelt [152, 196].

Bei Intubationsnarkosen wird durch den Tubus der Anteil des physiologischen Totraumes zwar reduziert, aber auch bei dieser Narkoseform muß für kleine Kinder die Summe aus physiologischem und apparativem Totraum beachtet werden. Eine Vergrößerung des Gesamttotraumes über Grenzwerte hinaus hätte dabei eine klinisch relevante Rückatmung zur Folge. Deshalb muß v. a. bei jungen Säuglingen, deren physiologischer Totraumanteil schon primär höher ist, der apparative Totraum so klein wie möglich gehalten werden. Bei dem Problem der Rückatmung kann man 2 Aspekte voneinander trennen:

1. Zum einen kann die Sauerstoffkonzentration durch die Verdünnung mit Totraumluft so stark absinken, daß sich daraus eine Hypoxämie entwickelt.
2. Zum anderen kann es über eine CO_2-Rückatmung zu einer CO_2-Akkumulation und damit zu einer Hyperkapnie kommen.

Die größte Gefahr einer Hypoxämie und einer Hyperkapnie durch eine Rückatmung besteht immer dann, wenn bei kleinen Kindern eine Narkose unter Spontanatmung mit Raumluft durchgeführt wird. Das war z. B. der Fall bei den Äthertropfnarkosen im Säuglings- und Kleinkindesalter. Aus diesem Grund wurde dabei später auch Sauerstoff unter die Maske geleitet, weil die Gefahr der Hypoxämie durch die Erhöhung des inspiratorischen Sauerstoffanteils beseitigt war. Gleichzeitig erzielte man dadurch einen gewissen Spüleffekt für die Auswaschung des CO_2 aus dem Maskentotraum.

Man kann also die Gefahr der Hypoxämie im Rahmen einer Rückatmung durch die Erhöhung des inspiratorischen Sauerstoffanteils ausschalten, ohne daß dabei die Ventilation verändert werden muß. Eine Hyperkapnie durch eine vermehrte Rückatmung von CO_2 kann dagegen nur durch eine Steigerung der Ventilation vermieden werden. Lim et al. [109] konnten bei kleinen Kindern im Alter von 4 Monaten bis zu 3 Jahren, die in Halothan-Lachgas-Sauerstoff-Intubationsnarkose spontan atmeten, den Nachweis führen, daß durch eine Erhöhung des Atemzugvolumens eine Vergrößerung des Totraumes auf den 3fachen Wert des anatomischen Totraumes voll kompensiert wurde. Es waren weder Veränderungen in den Blutgasen noch in der alveolären Ventilation zu messen. Das heißt, daß Kinder dieser Altersgruppen bereits deutliche Erhöhungen des Totraumes und der Rückatmung durch eine Steigerung der Ventilation voll kompensieren können. Diese Aussage darf jedoch nicht soweit verallgemeinert werden, daß diese Kompensationsbreite für das gesamte Säuglingsalter zugrunde gelegt werden kann. Bei Neugeborenen, und hier v. a. bei untergewichtigen Kindern wie auch bei jungen Säuglingen, kann mit einer solchen Regulationsbreite nicht immer gerechnet werden. Für die Narkosesysteme dieser Altersgruppen muß deshalb nach wie vor der apparative Totraum so klein wie möglich sein.

Wir haben dieser Forderung in beiden von uns entwickelten Narkosesystemen Rechnung getragen, der apparative Totraum im Paedi-System beträgt 4 ml und verringert sich bei Konnektion auf Werte unter 1 ml. Im modifizierten Erwachsenenkreissystem für Kinder liegt der entsprechende Wert für das Winkelstück bei 5 ml und mit Konnektor bei etwa 2,4 ml, im Y-Stück beträgt der Wert 3 ml und läßt sich durch den Konnektor auf Werte unter 0,5 ml reduzieren. Da in all den Fällen, wo dem Totraum eine entscheidende Bedeutung zukommen könnte, die Kinder grundsätzlich intubiert werden, wird bei Verwendung dieses Y-Stückes der apparative Totraum bis auf geringe Restwerte reduziert und damit selbst für extrem niedrige Hubvolumina tolerabel.

Unsere beiden neu entwickelten Narkosesysteme waren Ventilsysteme. Eine Rückatmung war daher nicht nur aufgrund eines zu großen apparativen Totraumes möglich, sondern auch aufgrund schlechter Ventilfunktionen denkbar [113]. Gerade bei den hohen Atemfrequenzen und den niedrigen Atemzugvolumina kleiner Kinder kommt einer suffizienten Ventilfunktion eine entscheidende Bedeutung zu, damit z. B. nicht bei der Exspiration Ausatemluft in den Inspirationsschenkel gelangt, die dann bei der folgenden Inspiration zu einer Sauerstoffverdünnung und Kohlensäurenanreicherung des Inspirationsgasgemisches führt. Aber nicht nur die Ventilfunktion selbst, sondern auch die Lokalisation der Ventile kann zu einem solchen Effekt führen [2, 104]. Sind die Ventile patientenfern lokalisiert, vergeht eine gewisse Zeit bis zum Öffnen oder Verschließen der In- und Exspirationswege im Narkosesystem. Dieses verzögerte Ansprechen könnte bei kleinen Atemzugvolumina noch ausgeprägter sein. Beide Konstruktionsmerkmale waren in unseren Narkosesystemen realisiert worden. Im Paedi-System waren die Ventile patientennah lokalisiert, im Kreissystem wurde die patientenferne Lokalisation vom Erwachsenensystem beibehalten. Das Ausbleiben oder der Nachweis einer Rückatmung, sei sie bedingt durch einen zu großen apparativen Totraum, durch eine mangelhafte Ventilfunktion oder durch eine schlechte Ventillokalisation war daher *die* Kenngröße, um die Sicherheit und Funktionstüchtigkeit unserer neu entwickelten Narkosesysteme zu überprüfen. Als Vergleich wählten wir das Kuhn-Besteck, weil es sich über lange Zeit als Narkosesystem in der Kinderanästhesie bewährt hatte und als sicher und wenig störanfällig angesehen wurde [20, 21, 48, 49, 56, 87, 159, 166, 167, 168, 169, 176, 184, 186, 196]. Dabei ist die Frage der Rückatmung in Spülgassystemen, wie z. B. dem Kuhn-System, in der Literatur ausführlich und unter den verschiedensten Aspekten untersucht worden [2, 8, 11, 17, 18, 19, 25, 27, 54, 78, 79, 83, 84, 92, 95, 96, 102, 119, 120, 126, 127, 130, 132, 149, 150, 169, 179a, 180, 185, 188, 195, 198].

Mit dem Erscheinen des Bain-Systems wurde dieses Problem erneut aufgegriffen [1, 12, 13, 14, 15, 16, 31, 38, 40, 50, 68, 73, 85, 86, 99, 103, 122, 131, 142, 143, 147, 156, 157, 170, 171, 172, 173].

Die Untersuchungen, ob und in welchem Ausmaß sich in den verschiedenen Narkosesystemen eine Rückatmung nachweisen läßt, kann man unter 2 Gesichtspunkten vornehmen:

1. Will man eine Rückatmung *grundsätzlich* nachweisen oder ausschließen, muß man am Endstück des Narkosesystems messen, ob sich bei der Inspiration z. B. CO_2 nachweisen läßt.

2. Will man eine *klinisch relevante* Rückatmung nachweisen oder ausschließen, muß man unter
definierten Narkosebedingungen Blutgasanalysen machen, um zu überprüfen, ob und in
welchem Ausmaß sich eine Hypoxämie und eine Hyperkapnie ausgebildet haben. Hierbei
muß deutlich unterschieden werden, ob solche Messungen unter Spontanatmung oder assistierter bzw. kontrollierter Beatmung erfolgen.

Zur ersten Fragestellung konnte Henneberg für das Kuhn-System bei In-vivo-Untersuchungen
an Säuglingen zeigen, daß eine Rückatmung von weniger als 0,2 Vol.-% CO_2 inspiratorisch nur
dann sicher zu vermeiden war, wenn der Frischgasfluß wenigstens 8 l/min betrug [84]. Bei unseren Untersuchungen mit Hilfe des Lungenmodells haben wir sowohl für das Kuhn- als auch
für das Paedi- und Kreissystem einen ähnlichen Versuchsansatz gewählt. Da unter klinischen
Bedingungen eine Standardisierung nur schwer zu realisieren gewesen wäre, wählten wir im
Gegensatz zu Henneberg [84] bewußt einen rein experimentellen Ansatz, um konstante und
vergleichbare Bedingungen zu schaffen. Unser Lungenmodell konnte dabei die Spontanatmung insoweit simulieren, als bei der Exspiration immer ein definierter CO_2-Anteil geliefert
wurde, der sich, falls er nicht vollständig über das Narkosesystem eliminiert werden konnte,
als Rest-CO_2 bei der Inspiration am Ansatz des Narkosesystems nachweisen ließ. Mit den 2
kalibrierten Kolbenspritzen konnten wir dabei Hubvolumina zwischen 10 und 100 ml in 10er
Abständen fest einstellen, und durch eine entsprechende Frequenzvariation zwischen 20 und
60 Atemzügen/min die Ventilationsgrößen des Säuglingsalters simulieren. Der Totraum des
Lungenmodells betrug 8 ml, so daß die Messungen bei einem Hubvolumen von 10 ml nur mit
diesem Vorbehalt zu verwerten sind. Die Ventilfunktion der Paedi-Ventile hat, wie oben beschrieben, eine Vorwärtsleckage von der Inspirationsseite in Richtung Exspirationsöffnung.
Daraus ergab sich die Frage, ob diese Ventileigenschaft im Lungenmodell zu einer möglichen
Fehlerquelle werden könnte. Da jedoch die Kolbenspritzen am Patientenschenkel konnektiert
waren, entstand immer nur eine Strömungsrichtung vom Inspirationsschenkel in Richtung
Kolbenspritze und dann von dort in Richtung Exspirationsschenkel. Die Strömungsverhält-
nisse wie bei der Vorwärtsleckage wurden damit nicht erreicht, so daß im Lungenmodell diese
Fehlermöglichkeit entfiel. Unabhängig davon war bei der Simulation der Spontanatmung im
Modell auch nie ein kontinuierlicher Gasfluß vorhanden.

Bei jedem Versuchsansatz sind aber grundsätzlich Fehler dieser Art nicht sicher auszuschließen, da jedoch bei unseren Untersuchungen alle 3 Narkosesysteme immer unter den
gleichen Bedingungen direkt hintereinander getestet wurden, konnten wir solche Fehlermöglichkeiten konstant halten. Damit mußten Unterschiede bei den Messungen, wenn sie im
Rahmen solcher vergleichenden Untersuchungen meßbar waren, für das betreffende System
spezifisch sein.

Bei den experimentellen Untersuchungen zur Frage der Rückatmung waren bei einem
Frischgasflow von 4 l/min sowohl im Paedi- als auch im Kreissystem, von einer Ausnahme
abgesehen, nie mehr als 0,1 Vol.-% CO_2 bei der Inspiration nachweisbar (s. Tabellen 9 und
10). Beim Paedi-System war dies bei rund 13%, beim Kreissystem bei rund 75% der Untersuchungen der Fall. Der Unterschied in der Häufigkeit kann mit der Lokalisation der Ventile zusammenhängen [2, 104].

Bei patientenferner Plazierung vergeht immer eine gewisse Zeit, bis aufgrund der Druckänderungen im System die Ventile auf der In- und Exspirationsseite reagieren können. Denkbar wäre, daß bei stark verzögerter Reaktion des Inspirationsventils ein Teil der Exspirationsluft in den Inspirationsschenkel abgeatmet und bei der nächsten Inspiration dann, vermischt
mit Frischgas, wieder rückgeatmet wird. Wäre diese Situation im modifizierten Kreissystem

gegeben, müßten wir bei den experimentellen Untersuchungen dies über die Bestimmung des CO_2-Gehaltes bei der Inspiration messen können. In der Tat haben wir auch im Kreissystem CO_2 bei der Inspiration gemessen. Die Konzentration war jedoch stets so niedrig, daß sie klinisch nicht ins Gewicht fallen dürfte. Es besteht jedoch ein Unterschied zum Paedi-System, bei dem sich in auffallend geringer Häufigkeit CO_2 bei der Inspiration messen ließ.

Durch die Lokalisation der Ventile direkt am Patienten wird die Zeit bis zum Ansprechen der Ventile auf die Druckänderungen verkürzt, so daß sie früher als im Kreissystem in Funktion treten können. Ein Zurückfließen von Exspirationsluft auf die Inspirationsseite wird damit viel früher verhindert.

Die Unterschiede bei der Messung der Rückatmung im Lungenmodell zwischen diesen beiden Systemen sind daher mit großer Wahrscheinlichkeit durch die differente Plazierung der Ventile bedingt.

Bei einem Frischgasflow von 6 l/min konnten sowohl im Paedi- als auch im Kreissystem in keinem Fall mehr CO_2 bei der Inspiration nachgewiesen werden (s. Tabellen 12 und 13). Im Gegensatz zu den beiden Ventilsystemen konnten wir im Kuhn-System unter konstanten Testbedingungen die deutliche Abhängigkeit der Rückatmung von der Relation zwischen der inspiratorischen Stromstärke und der Frischgasstromstärke im Spülgassystem nachweisen (s. Abb. 45). Indirekt entsteht dadurch auch die Beziehung zwischen dem Atemminutenvolumen und dem Frischgasflow (s. Abb. 44). Wir konnten die Angaben in der Literatur bestätigen, daß die Höhe des Frischgasflusses auf das $2^1/_2$- bis 3fache des Atemminutenvolumens eingestellt werden muß, um eine Rückatmung von mehr als 0,2 Vol.-% CO_2 sicher zu verhindern (s. Abb. 44).

Aus den Ergebnissen dieser experimentellen Untersuchungen konnten wir folgende Schlußfolgerungen ziehen:

1. Unabhängig vom Frischgasfluß war in den von uns entwickelten Kindernarkosesystemen aufgrund des niedrigen Totraumes und aufgrund einer suffizienten Ventilfunktion in keinem Fall eine Rückatmung von mehr als 0,2 Vol.-% CO_2 zu messen (s. Tabellen 9 und 10).
2. Diese minimale, klinisch jedoch nicht relevante Rückatmung konnte durch eine Erhöhung des Frischgasflusses von 4 auf 6 l/min vollständig eliminiert werden (s. Tabellen 12 und 13).
3. Die Plazierung der Ventile, patientennah oder -fern, hatte auf das Ausmaß der Rückatmung nur einen unbedeutenden Einfluß (s. Tabellen 9 und 10).
4. Am anfälligsten für eine Rückatmung war im Gegensatz zu den Ventilsystemen das Kuhn-System als Vertreter der Spülgasverfahren. Eine Rückatmung von mehr als 0,2 Vol.-% CO_2 konnte sicher nur dann verhindert werden, wenn der Frischgasfluß auf das $2^1/_2$- bis 3fache des Atemminutenvolumens eingestellt wurde (s. Tabellen 8 und 11, Abb. 44).

Den zweiten Aspekt der Rückatmung, die mögliche Beeinflussung der Blutgase, haben wir zunächst unter tierexperimentellen und dann unter klinischen Bedingungen geprüft. Um für jedes System die spezifischen Auswirkungen erfassen zu können, wurden auch hier vom Ansatz her vergleichende Messungen unter standardisierten Bedingungen durchgeführt. Da für diese Fragestellung mitentscheidend war, ob eine Spontanatmung vorlag oder ob assistiert oder kontrolliert beatmet wurde, erfolgten die Messungen bei den Tierversuchen für jedes System unter allen 3 Ventilationsformen. Um mögliche Unterschiede erfassen zu können, wählten wir dem Säuglingsalter vergleichbare Tiergrößen, da unter diesen Bedingungen Unterschiede, wenn sie überhaupt vorhanden sein sollten, am deutlichsten zu sehen wären. Da-

mit für das Kuhn-System die Rückatmung in Grenzen gehalten werden konnte, wählten wir
bei allen Systemen einen Frischgasfluß von 6 l/min.

Es zeigte sich, daß das Umwechseln von einem Narkosesystem auf das andere, in beliebiger Reihenfolge, bei ein- und demselben Tier weder bei der Spontanatmung noch bei der
assistierten oder kontrollierten Beatmung irgendeinen eindeutigen, systemspezifischen Einfluß auf die Blutgase hatte (s. Tabellen 20 und 21). Am besten vergleichen ließen sich dabei die Ergebnisse unter Spontanatmung. Wegen der Handbeatmung waren bei der assistierten und kontrollierten Beatmung die Randbedingungen für eine vergleichbare Ventilation
schwer zu standardisieren, so daß ein Vergleich der Meßergebnisse nur unter gewissen Vorbehalten zu machen ist. Am schwierigsten war es dabei, die assistierte Beatmung zu standardisieren, um die Ergebnisse unter Verwendung der 3 Narkosesysteme miteinander vergleichen
zu können. Die assistierte Beatmung war durch die Festlegung einer Frequenz von 12/min
für die zusätzliche Beatmung eigentlich nicht mehr eine assistierte Beatmung im eigentlichen
Sinn, sondern vielmehr eine intermittierende, niederfrequente Zusatzbeatmung zur Spontanatmung. Ein weiterer Unterschied, der beim Vergleich der Ergebnisse berücksichtigt werden
muß, war dadurch gegeben, daß das Paedi- als auch das Kreissystem mit einer Druckbegrenzung bei 20 cm H_2O benutzt wurden, im Gegensatz dazu jedoch das Kuhn-System nicht
drucklimitiert war. Gerade aber aufgrund der Blutgasanalysen unter Spontanatmung ließ sich
feststellen, daß die Ventilation sowohl am Paedi- als auch am Kinderkreissystem im Vergleich
mit dem Kuhn-System keine Unterschiede zeigte, daß also in diesem Punkt die 3 Narkosesysteme gleichwertig waren.

Wegen der Standardisierungsprobleme im Tierversuch wurden die vergleichenden klinischen Untersuchungen nur noch unter Spontanatmung durchgeführt. Um dabei die Versuchsdauer nicht unnötig zu verlängern, verzichteten wir zusätzlich auf die Überprüfung des Paedi-
Systems. Damit hatten wir bei den klinischen Untersuchungen nur noch die von ihrer Funktion her gegensätzlichen Systeme, das Kuhn-System als spezielle Konstruktion für Säuglinge
und Kleinkinder und das von uns modifizierte Erwachsenenkreissystem als Ventilsystem für
alle Altersstufen, miteinander zu vergleichen. Die Bestimmung der Blutgase erfolgte dabei
aus dem Kapillarblut, die Streuung in den Werten für den pO_2 ist deshalb durch diese Methode mitbedingt, weil bei jungen Säuglingen die Korrelation zwischen kapillären und arteriellen pO_2-Werten schlecht ist [42, 55].

Zusätzlich zu den Blutgasanalysen wurde noch der transkutane pO_2-Wert kontinuierlich
gemessen. Im Bereich der Neonatologie ist diese Überwachungsmaßnahme zu einem Routine-
verfahren geworden, bei der Anwendung unter Narkosebedingungen kommen jedoch Störmöglichkeiten hinzu, die bis zum heutigen Tag diese Methode als Meßgröße für die Narkoseventilation in Frage stellen. Zum einen wird der transkutane Wert durch das Lachgas beein-
flußt, der Fehler ist jedoch über die Zeit gesehen konstant und konnte daher bei unseren vergleichenden Messungen vernachlässigt werden. Zum anderen diffundiert Halothan durch die
Membran des Meßkopfes und führt auch über längere Zeit zu einer nicht konstanten Verfäl-
schung des transkutanen pO_2-Wertes [42]. Diese Veränderung über die Zeit ist jedoch relativ
langsam, so daß wir für unsere kurzen Meßperioden diesen Fehler ebenfalls vernachlässigen
durften. Die zusätzliche Beeinflussung des Wertes durch das Halothan, die unabhängig von
der Zeit war, konnten wir durch die vergleichenden Bestimmungen wiederum konstant halten, so daß dieser Fehler damit nicht ins Gewicht fiel.

Bei den von uns untersuchten Säuglingen zeigte sich, daß das Umwechseln vom Kuhn-
auf das Kreissystem und umgekehrt unter der Spontanatmung weder einen Effekt auf die
Werte der kapillären Blutgasanalyse noch auf die transkutan gemessenen pO_2-Werte hatte

(s. Tabellen 24 und 25). Wir konnten damit für die Spontanatmung die bereits im Tierversuch gefundenen Ergebnisse bestätigen. Für die Praxis bedeutete das, daß aus einem normalen Erwachsenenkreissystem (Kreisteil 7a) *allein* durch das Auswechseln der Schläuche und Endstücke (Ulmer Kindernarkoseset) ein Narkosesystem für Kinder entstanden war, das für die Narkoseventilation bei Säuglingen unter Spontanatmung das gleiche leisten konnte wie ein spezielles, für kleine Kinder entwickeltes Spülgassystem (Kuhn-System).

Damit waren wir zu denselben Ergebnissen gekommen wie Graff et al. [71], die ebenfalls vergleichende Untersuchungen bei Säuglingen unter Spontanatmung durchgeführt hatten. Für Kleinkinder lagen entsprechende Ergebnisse durch die Untersuchungen von Podlesch [133] vor. Kritische Einwände gegen die Befunde unter Spontanatmung betrafen nach der Veröffentlichung der Ergebnisse von Graff et al. [71] v. a. die Messung der Atemarbeit [183]. Denkbar war aufgrund der Untersuchungen dieser Autoren, daß die identischen Ergebnisse in den Blutgasanalysen bei dem Vergleich beider Systeme bei Verwendung des Kreissystems durch eine solche Erhöhung der Atemarbeit zustande gekommen sein könnten. Auch bei unseren Untersuchungen fehlen die entsprechenden Messungen zur Atemarbeit parallel zu den vergleichenden Blutgasanalysen. Die Steigerung der Atemarbeit hängt dabei zum einen vom Ausmaß der Rückatmung ab, wie die Untersuchungen von Lim et al. [109] zeigen konnten. Zum anderen haben die Atemwegswiderstände einen entscheidenden Einfluß auf diese Größe. Die von uns im Erwachsenenkreissystem (Kreisteil 7a) in Verbindung mit den Kinderschläuchen (Ulmer Kindernarkoseset) gemessenen exspiratorischen Widerstände lagen, vergleicht man sie mit der ISO-Empfehlung für Säuglinge und Kleinkinder [94], so niedrig, daß sie im Vergleich zu den Widerständen durch einen altersentsprechenden Tubus oder Konnektor wohl von untergeordnetem Gewicht sein dürften.

Grundsätzlich ist das Problem der Atemarbeit in Verbindung mit Narkosesystemen ein Problem der Spontanatmung. Aber auch hierfür müssen bei Betrachtung der Widerstände immer die altersentsprechenden Ventilationsgrößen zugrunde gelegt werden, wenn es nicht bei einfacher Umrechnung von den Erwachsenenwerten zu Fehlinterpretationen für das Kindesalter kommen soll. Unter Betrachtung der altersentsprechenden Atemstromstärken haben dann Atemwegswiderstände dieser Größenordnungen, wie sie in den Narkosesystemen zu messen waren, einen viel geringeren Einfluß auf die Atemarbeit als vielfach früher angenommen worden ist [71, 189, 190]. Ganz generell haben die Probleme des Totraumes, der Rückatmung, der Atemarbeit und der Atemwegswiderstände für den Bereich der Kinderanästhesie ihre ursprüngliche Bedeutung verloren, weil heute allgemein die Empfehlung akzeptiert wird, daß Kinder in der Narkose assistiert oder kontrolliert beatmet werden müssen. Aufgrund der zentralen Atemdepression und der intrapulmonalen Veränderungen des Gaswechsels durch die Narkose entsteht unter einer Spontanatmung leicht die Gefahr einer Hypoventilation, die nur durch eine Beatmung sicher vermieden werden kann [134, 154, 169, 189, 190].

Nachdem wir durch die bisherigen vergleichenden Untersuchungen die Sicherheit und Funktionstüchtigkeit der beiden von uns entwickelten Ventilsysteme im Vergleich zu einem gängigen Kindernarkosesystem nachgewiesen hatten, wollten wir mit den folgenden Vergleichen weitere typische Eigenschaften der 3 Systeme analysieren, die aufgrund der Konstruktion zu erwarten waren. Dabei hatten die bisherigen Erörterungen ausschließlich Gemeinsamkeiten oder Gegensätze zwischen einem Spülgassystem einerseits und Ventilsystem andererseits aufgezeigt. In den folgenden Betrachtungen erfolgt eine Trennung aufgrund von 2 anderen Merkmalen, nämlich die Zusammenfassung des Kuhn- und Paedi-Systems als halboffene Narkosesysteme auf der einen Seite und das modifizierte Erwachsenenkreissystem für Kinder als halbgeschlossenes System auf der anderen Seite. Diese beiden unterschiedlichen Funktionsmerkmale, halboffen oder halbgeschlossen, haben zunächst einmal eine meßbare Auswirkung auf die Steuerung der Narkosegaskonzentrationen. Änderungen in der Zusammensetzung der Gase werden bei halboffenen Systemen direkt zum Patienten weitergegeben, damit ist die jeweilige Narkosegaszusammensetzung praktisch identisch mit den eingestellten Werten und daher sehr gut steuerbar [169]. Bei den halbgeschlossenen Narkosesystemen wird das Frischgas hingegen immer mit der rezirkulierenden Exspirationsluft vermischt, so daß die eingestellte Narkosegaskonzentration nicht mit der bei der Inspiration übereinstimmt. Das Ausmaß der Frischgasveränderung durch die Exspirationsluft des Patienten hängt dabei von der Relation zwischen dem Frischgasfluß pro Minute und dem Atemminutenvolumen des Patienten ab. Je kleiner das Atemminutenvolumen, desto geringer wird im halbgeschlossenen Narkosesystem der Unterschied zwischen der Gaszusammensetzung, die eingestellt ist, und der Gaszusammensetzung, die eingeatmet wird. Das heißt, je kleiner die Kinder sind, desto kleiner wird auch diese Differenz.

Die Messungen, die wir zur Latenzzeit, d. h. zu dem Zeitintervall, das vergeht, bis die eingestellte Konzentration am Endstück des Narkosesystems erreicht wird, gemacht haben, erfolgten durch eine plötzliche Konzentrationsänderung des Sauerstoffes von 21 auf 60 Vol.-%. Dabei wurde die Wahl dieses Endwertes rein zufällig und willkürlich vorgenommen, wir hätten ebensogut die Latenzzeit zwischen dem Wechsel von 21 auf 100 Vol.-% messen können. Wir wären damit einer wirklichen klinischen Notfallsituation näher gekommen. Sowohl bei den experimentellen als auch bei den tierexperimentellen Untersuchungen zu dieser Frage zeigte sich, daß im halbgeschlossenen Kreissystem doppelt so viel Zeit benötigt wird wie bei den halboffenen Narkosesystemen. Die Unterschiede blieben aber im Sekundenbereich, so daß die Latenzzeit wohl mehr von theoretischem Interesse ist (s. Tabellen 14—16). Für Notfallsituationen, das betrifft den Fall einer Sauerstoffmangelsituation, ist in jedem Kreissystem eine getrennte Sauerstoffzufuhr mit hohem Flow vorhanden, dieser Sauerstoffbypass liefert rund 30 l O_2/min. Dadurch wird diese Latenzzeit für mögliche Sauerstoffmangelsituationen voll kompensiert, allein durch die Erhöhung des Flows auf 10 l/min konnten wir dies in unserer experimentellen Untersuchung erreichen (s. Tabelle 15).

Ein anderer meßbarer Unterschied zwischen den halboffenen und den halbgeschlossenen Narkosesystemen betrifft die Anfeuchtung und Vorwärmung der Narkosegase. Die gute Steuerbarkeit der inspiratorischen Gaskonzentrationen in den halboffenen Systemen wird dadurch erreicht, daß das Frischgas, so wie es aus den Gasflaschen oder aus der zentralen Gasversorgung geliefert wird, direkt zum Patienten gelangt. Um den Durchfluß durch die Leitungen und Ventile nicht durch einen zu hohen Feuchtigkeitsgehalt unnötig zu behindern, sind die Anästhesiegase getrocknet und haben deshalb einen extrem niedrigen Feuchtigkeitsanteil. Die Temperatur der Gase entspricht dabei jeweils den entsprechenden Werten in den Flaschen oder in der zentralen Gasversorgung, in der Regel sind sie mit der Raumtemperatur identisch.

Aus 3 Gründen hat das Problem der Anfeuchtung und Vorwärmung in der Kinderanästhesie einen höheren Stellenwert als bei Erwachsenen:

1. Der Wärme- und Flüssigkeitshaushalt ist labiler.
2. Als Standardnarkosesysteme für Säuglinge und Kleinkinder waren und sind die Spülgassysteme weit verbreitet, so daß gerade kleine Kinder, die am empfindlichsten auf Störungen im Wasser- und Wärmehaushalt reagieren, in der Regel mit zu kalten und zu trockenen Narkosegasen beatmet werden.

3. Aufgrund einer empfindlicheren Schleimhaut muß man bei den Kindern, unabhängig von diesen allgemein wirksamen Reaktionen, im direkten Bereich der Trachea und Bronchien früher mit pathologischen Schleimhautveränderungen rechnen, wenn mit kalten und trockenen Narkosegasen beatmet wird.

Verantwortlich für die *lokalen* Schädigungen im Bereich der Trachea und Bronchien ist dabei weniger eine zu tiefe Temperatur, sondern vielmehr ein zu niedriger Feuchtigkeitsgehalt des Gasgemisches [116]. Ist die Inspirationsluft zu trocken, kommt es zu einer Sekreteindickung und Sekreteintrocknung, zu einer Abnahme der Zilienaktivität und zu einer nachweisbaren Schädigung der Schleimhautzellen mit Zellmetaplasien [22, 24, 29, 33, 34, 36, 37, 45, 46, 47, 60, 66, 70, 76, 88, 116, 161, 169, 182].

Nach den Untersuchungen von Chalon [36] korrelieren die Zellschädigungen im Bereich der Tracheobronchialschleimhaut mit postoperativen pulmonalen Komplikationen, ein solcher Zusammenhang konnte jedoch von anderen Autoren nicht gefunden werden [100, 169]. Rashad [146] zeigte im Tierversuch, daß bei der Beatmung mit trockenen Gasen die statische Compliance abnahm und gleichzeitig eine Zunahme der intrapulmonalen Rechts-links-Shunts zu verzeichnen war.

Zu den *allgemein wirksamen* Folgen bei der Beatmung mit zu kalten und zu trockenen Narkosegasen zählen v. a. die Flüssigkeits- und Wärmeverluste über die Atemwege [47, 70, 145]. Die Flüssigkeitsverluste liegen dabei in Größenordnungen, die ohne Probleme durch eine Erhöhung der intraoperativen Zufuhr voll kompensiert werden können [47, 169].

Im Gegensatz dazu hat jedoch der Wärmeverlust bei der Beatmung mit trockenen Narkosegasen für kleine Kinder einen klinisch relevanten Stellenwert. Über die Verdunstung von Flüssigkeit in den Atemwegen wird dem Körper Wärme entzogen. Pro g Wasser, das verdunstet wird, sind das 580 cal.

Bei der Beatmung mit trockenen Narkosegasen ist dieser Wärmeverlust um das 3fache höher, als bei Verwendung eines ausreichend angefeuchteten Gasgemisches. Dabei können z. B. Verluste von 2000 cal und mehr pro Stunde bei einem 10 kg schweren Kind erreicht werden [169]. Bei kleinen Kindern, v. a. jedoch bei Früh- und Mangelgeborenen, führt ein solcher Wärmeentzug zu einem meßbaren Abfall der Körpertemperatur und zu zusätzlichen Problemen bei der Erhaltung der Körperhomöostase während der Narkose. Ganz besonders hat daher die adäquate Anfeuchtung der Narkosegase, verbunden mit einer ausreichenden Vorwärmung, im Bereich der Kinderanästhesie einen wesentlich höheren Stellenwert als bei der Narkoseführung im Erwachsenenalter [145, 169].

Für die Festlegung, welche Temperaturbereiche und welcher Feuchtigkeitsgehalt bei Umgehung des Nasen-Rachen-Raumes im Rahmen einer Intubationsnarkose die lokalen und allgemeinen Nachteile bei der Narkosebeatmung verhindern können, gibt es in der Literatur unterschiedliche Angaben. Dabei wird als eine Möglichkeit der Feuchtigkeitsgehalt als relative Feuchtigkeit in Prozent angegeben, das entspricht dem prozentualen Anteil vom Wasserdampf in bezug auf eine Vollsättigung bei der gleichen Temperatur, die 100% gesetzt wird. Eine andere Möglichkeit besteht darin, den absoluten Anteil vom Wasser in einem definierten Volumen trockenen Gases unter Standardbedingungen in mg H_2O/l oder g H_2O/m^3 anzugeben. In den angelsächsischen Ländern überwiegt, wegen der besseren Vergleichbarkeit, die Angabe der absoluten Werte, weil z. B. 9,5 mg H_2O/l bei einer Temperatur von 10 °C eine 100%ige Sättigung bedeuten, bei einer Temperatur von 21 °C aber schon fast die doppelte Menge H_2O, nämlich 18,6 g H_2O/l, für eine solche Vollsättigung nötig sind. Für die Wirkung auf die Schleimhaut ist jedoch wiederum nicht so sehr der absolute Wassergehalt von Bedeutung, sondern vielmehr der relative Feuchtigkeitsanteil im Gasgemisch bei einer definierten Temperatur, aus diesem Grund hat die Angabe der relativen Feuchtigkeit ebenfalls ihre Berechtigung. Daher sind nach wie vor beide Angaben möglich und werden auch parallel für die Festlegung von Optimal- und Minimalwerten verwendet. Déry [46] konnte bei Intubationsnarkosen und Verwendung eines halbgeschlossenen Kreissystems bei einer Inspirationstemperatur von 24 °C und einer relativen Feuchtigkeit von etwa 80% keine Nachteile für die Temperatur und Feuchtigkeit im Bereich der unteren Trachea und Bronchien gegenüber einer Spontanatmung durch die Nase feststellen. Rashad u. Benson [145] empfehlen zur Vermeidung von Hypothermien durch die Verdunstung von Flüssigkeit eine Temperatur bei der Inspiration von 30 °C und einen Feuchtigkeitsgehalt von 31 mg H_2O/l. Chalon [33] gibt als Minimum für die Inspiration einen relativen Feuchtigkeitsgehalt von 60% bei Raumtemperatur an. Rayburn [148] hält einen Feuchtigkeitsgehalt von 14–30 mg H_2O/l im Gasgemisch bei der Inspiration für adäquat. Smith [169] sieht einen akzeptablen Bereich bei der Inspiration zwischen 22–26 mg H_2O/l im Gasgemisch. Das Minimum bei der Inspiration soll nach Chalon [34] 12 mg H_2O/l nicht unterschreiten.

Im Gegensatz zu den halboffenen Systemen, bei denen ohne zusätzliche Vorwärmung und Anfeuchtung die kalten und trockenen Narkosegase direkt zum Patienten gelangen, wird in den Kreissystemen mit CO_2-Absorbern Wärme und Feuchtigkeit konserviert und produziert. Zum einen rezirkuliert die Exspirationsluft und zum anderen wird bei der CO_2-Absorption Wärme und Feuchtigkeit freigesetzt. Déry [46] konnte im halbgeschlossenen Kreissystem für die relative Feuchtigkeit bei Inspiration Werte von rund 80% bei einer Temperatur von 24 °C messen. Rackow u. Salanitre [139] sehen in ihrer Kinderversion eines Erwachsenenkreisteils mit CO_2-Absorption u. a. auch einen Vorteil darin, daß in einem solchen halbgeschlossenen Kreissystem ausreichend Feuchtigkeit und Wärme für die Inspiration zur Verfügung steht, ohne daß Zusatzgeräte erforderlich sind. Zu dem gleichen Ergebnis kommt Chalon [33]. In einer anderen Studie [35, 36] weist dieser Autor jedoch darauf hin, daß ein Teil der Feuchtigkeit im halbgeschlossenen Kreisteil bei Abkühlung, z. B. im Exspirationsschlauch oder auch nach den CO_2-Absorbern im Inspirationsschenkel, auskondensieren kann, und somit zumindest teilweise nicht mehr für die Inspiration zur Verfügung steht. Ramanathan hat bei Messungen am Lungenmodell sowohl für das Columbia-Kinderkreissystem von Rackow et al. als auch für den Bloomquist-Kinderkreis bei Zugrundelegung der Werte für Kinder unter 5 kg KG einen nur unzureichenden Anfeuchtungs- und Vorwärmungseffekt messen können [140, 141], bei einem Teil der Untersuchungen erfolgte jedoch die Frischgaszufuhr hinter dem Absorber in den Inspirationsschenkel. Auf die Bedeutung der Plazierung der Frischgaszufuhr vor den Absorber hat jedoch schon Berry früher bei seinen Untersuchungen am Ohio-Kinderkreis hingewiesen [22]. Der Effekt für die Anfeuchtung und Vorwärmung der Atemgase war dabei deutlich besser, wenn das Frischgas zunächst einmal durch den Absorber geleitet wurde. Den gleichen positiven Einfluß durch eine solche Frischgasführung konnte auch Chalon bei einem anderen System nachweisen [34, 35, 36]. Dabei wird in den halbgeschlossenen Kreissystemen eine Stabilisierungszeit bis über 3 h gemessen, in der die Optimalwerte erst erreicht werden sollen [35], d. h., die initiale Feuchtigkeit stammt wahrscheinlich zunächst überwiegend aus der Exspirationsluft und der Feuchtigkeit, die primär im Atemkalk enthalten ist. Die exotherme und H_2O-liefernde Reaktion durch die CO_2-Absorption kommt erst nach dieser Stabilisierungsphase voll zum Tragen.

Die Ergebnisse, die bisher in der Literatur für die Temperatur und Feuchtigkeit der Atemgase unter Narkosebeatmung publiziert worden sind, basieren unseres Wissens immer auf Einzelbestimmungen in den betreffenden Systemen. Aber erst eine *direkte vergleichende* Messung unmittelbar hintereinander unter den gleichen Versuchsbedingungen kann die spezifischen Unterschiede für jedes Narkosesystem aufzeigen, solche Untersuchungen lagen aber nicht vor. Um diese systemspezifischen Unterschiede erfassen zu können, haben wir vergleichende Messungen zwischen den beiden halboffenen Narkosesystemen, dem Kuhn- und Paedi-System auf der einen Seite und dem modifizierten Kreisteil als halbgeschlossenes Narkosesystem auf der anderen Seite, sowohl unter tierexperimentellen als auch unter klinischen Bedingungen durchgeführt. Es handelte sich dabei um Bestimmungen über kurze Zeiträume von 3 bis 5 min, für die halboffenen Systeme hat das keine Bedeutung, beim halbgeschlossenen Kreissystem haben wir damit jedoch nur die Initialphase gemessen, die spätere Stabilisierungsphase würde jedoch eher höhere als niedrigere Werte liefern [35].

Bei den Tierversuchen lag die Raumtemperatur bei 21 °C, die Inspirationstemperaturen lagen für das Paedi-System ebenfalls im Median bei 21 °C, für das Kuhn-System bei 22 °C und für das Kreissystem bei 22,5 °C. Das heißt, im Kreissystem war kein eindeutiger Anstieg der Inspirationstemperatur gegenüber der Raumtemperatur bei den Kurzzeitmessungen festzustellen (s. Tabelle 23).

Bei den Messungen in der Klinik herrschte im Kinder-Operationssaal eine Temperatur im Median von 26 °C. Die Inspirationstemperatur lag dabei im Paedi-System im Median bei 23,5 °C, im Kuhn-System bei 23,75 °C, im Kreissystem bei 26,25 °C, (s. Tabelle 27). Das bedeutete, daß die Erhöhung der Raumtemperatur auf das Kreissystem voll übertragen werden konnte, eine zusätzliche Temperatursteigerung aber nicht zu verzeichnen war. Bei den halboffenen Systemen dagegen kommen die niedrigeren Frischgastemperaturen durch die zentrale Gasversorgung mit zum Tragen, entsprechend tiefer lagen auch die Temperaturwerte bei der Inspiration im Paedi- und Kuhn-System. Die Differenz zwischen diesen halboffenen Systemen und dem halbgeschlossenen Kreissystem lag bei etwa 3 °C.

Bei der Bestimmung der relativen Feuchtigkeit während der Inspiration hatte das Paedi-System als praktisch rückatmungsfreies, halboffenes System sowohl im Tierversuch als auch bei den Messungen in der Klinik die niedrigsten Werte (s. Tabellen 23 und 27). Im Tierversuch lag der Median der relativen Feuchtigkeit bei 21 °C Inspirationstemperatur um 13%, das entspricht einem Wassergehalt von rund 1,6 mg H_2O/l, die entsprechenden Werte bei den Kindern bei einer Inspirationstemperatur von 23,5 °C waren mit rund 23% bzw. 4,5 mg H_2O/l ebenfalls zu niedrig. Damit wurde der minimale Bereich von wenigstens 60% relativer Feuchtigkeit bzw. 12 mg H_2O/l jedes Mal deutlich unterschritten [33, 34].

Aufgrund der partiellen Rückatmung in Spülgassystemen waren die Ergebnisse bei dem zweiten halboffenen Narkosesystem, dem Kuhn-Besteck, etwas besser. Im Tierversuch lag der Median bei einer Inspirationstemperatur von 22 °C für die inspiratorische Feuchtigkeit bei rund 23% oder 3,7 mg H_2O/l. Bei den klinischen Untersuchungen und einer Inspirationstemperatur von etwa 24 °C lagen die entsprechenden Werte bei 32% bzw. 6,5 mg H_2O/l. Das heißt, daß auch im Kuhn-System bei einem Frischgasflow von 6 l/min, der bei einem Gewicht der Tiere um 5 kg und der Kinder um 12 kg eingestellt wurde, die Werte für die inspiratorische Feuchtigkeit ebenfalls deutlich zu tief waren (s. Tabellen 23 und 27).

Im Kreissystem dagegen waren, und zwar sofort nach Beginn der Beatmung, im Vergleich zu den halboffenen Systemen immer die höchsten Werte zu messen. Im Tierversuch lag der Median bei einer Inspirationstemperatur von 22,5 °C für die relative Feuchtigkeit bei 87%, bei der Inspirationstemperatur von rund 26 °C lagen die entsprechenden Werte bei den Kindern im Median um 77% (s. Tabellen 23 und 27). Für den absoluten Wassergehalt lagen die entsprechenden Mediane im Tierversuch bei 16,3 mg H_2O/l und bei den Kindern bei 18,3 mg H_2O/l.

Damit waren bereits initial bei Beatmungsbeginn sowohl die Werte für die relative Feuchtigkeit als auch für den absoluten Wassergehalt pro Volumen Narkosegas bei der Inspiration in Bereichen, die als akzeptabel angesehen werden [33, 34, 148].

Zusammenfassend kann man feststellen, daß bei Verwendung halboffener Systeme, sowohl des Paedi- als auch des Kuhn-Systems, mit zu kalten und v. a. zu trockenen Narkosegasen beatmet wird. Bei einer Beatmungsdauer von mehr als 1 h muß daher mit lokalen Schädigungen der Tracheobronchialschleimhaut gerechnet werden [33, 36]. Ganz besonders wirken sich diese Systeme bei jungen Säuglingen ungünstig auf die Temperaturregulation aus, da die Kinder über die Verdunstung von Flüssigkeit in den Atemwegen Wärme in beachtlichen Größenordnungen verlieren. Aus diesem Grund wird auch bei Verwendung halboffener Narkosesysteme und einer Operationsdauer von mehr als 1 h die zusätzliche Anfeuchtung und Vorwärmung der Narkosegase empfohlen [169].

Durch solche Zusatzgeräte zum Narkosesystem können aber wiederum neue Probleme entstehen, als Beispiele dafür werden in der Literatur Wasserüberladungen der Lunge, thermische Schädigungen der Schleimhäute, bakterielle Infektionen über solche Anfeuchter und technische Probleme bei der Überwachung solcher Geräte aufgeführt [24, 37, 169].

In halbgeschlossenen Kreissystemen dagegen kann man auf solche Zusatzgeräte verzichten. Das Inspirationsgasgemisch ist bereits initial ausreichend angefeuchtet, die Operationssaaltemperatur, die z. B. bei uns bei der Versorgung von Säuglingen bis auf Werte von 26–28 °C erhöht ist, wird voll auf das Kreissystem übertragen und trägt mit dazu bei, daß die Feuchtigkeit nicht im Narkosesystem auskondensiert und die Inspirationstemperatur ausreichend angehoben wird.

Die Erhöhung des Frischgasflusses im Narkosesystem führt bei den halboffenen Systemen mit partieller Rückatmung, wie z. B. dem Kuhn- oder Bain-System, zu einer Abnahme des Feuchtigkeitsgehaltes [131], eine Reduzierung des Flows über eine Zunahme der Rückatmung zu einer Erhöhung dieses Wertes [148]. Veränderungen des Flows im Kreisteil hatten dagegen bei unseren klinischen Untersuchungen bei den Kindern mit einem Gewicht um 12 kg keinen Einfluß auf die Feuchtigkeit bei der Inspiration (s. Tabelle 28).

Man muß jedoch einschränkend sagen, daß diese Aussage nur auf der Untersuchung bei 4 Kinder beruht. Die Operationszeiten waren in den anderen Fällen, bei denen wir die vergleichenden Messungen zwischen den 3 Narkosesystemen durchgeführt haben, nicht lang genug, um intraoperativ zusätzlich noch die Abhängigkeit der Feuchtigkeit vom Frischgasfluß im System mit zu untersuchen.

Es ist jedoch denkbar, daß im Kreissystem die Abhängigkeit der inspiratorischen Feuchtigkeit vom Frischgasfluß im wesentlichen von der Relation zwischen Frischgasmenge pro Zeit und Atemminutenvolumen der Patienten bestimmt wird. Das heißt, daß eine Reduzierung des Frischgasflows auf 2 l/min bei einem Erwachsenen mit einem Atemminutenvolumen von z. B. 8 l/min, eher einen Effekt auf die Feuchtigkeit ausüben könnte als bei einem Kleinkind mit einem Atemminutenvolumen von z. B. nur 2–3 l/min. Aufgrund dieser Überlegungen wäre es denkbar, daß bei Säuglingen und Kleinkindern mit den dazugehörigen niedrigen Werten für das Atemminutenvolumen eine Veränderung, v. a. jedoch eine Reduzierung des Frischgasflows ohne deutlichen Effekt auf die inspiratorischen Werte für die Temperatur und Feuchtigkeit bleiben würde.

Im ersten Teil unserer Untersuchungen hatten wir die Sicherheit und Funktionstüchtigkeit der von uns entwickelten Ventilsysteme nachweisen können. Unter dem Gesichtspunkt einer suffizienten Ventilation waren im Vergleich zu dem weit verbreiteten Kuhn-System keine Unterschiede meßbar gewesen. Von den 3 Narkosesystemen bot das für Kinder modifizierte Erwachsenenkreisteil noch zusätzlich den Vorteil, daß die Narkosegase ausreichend vorgewärmt und angefeuchtet waren. Ebenfalls hatten wir mit dieser Entwicklung die Möglichkeiten dafür geschaffen, daß vom System her alle zur Verfügung stehenden Überwachungsmaßnahmen eingesetzt werden konnten. Die Frage dabei war nur, ob uns von der technischen Seite her Geräte zur Verfügung standen, die den gesamten Bereich des Kindesalters erfassen konnten. Atemzugvolumina zwischen 10 und 500 ml wie auch Atemfrequenzen zwischen 10 und 60 Atemhüben/min mußten im Rahmen einer solchen Überwachung hinreichend genau analysiert werden können.

Die Messung des Beatmungsdruckes und der inspiratorischen Sauerstoffkonzentration waren in unseren Kreissystemen für Erwachsene bereits vorhanden und konnten ohne Probleme für die Beatmung der Kinder übernommen werden. Bei der Messung des Beatmungsdruckes muß man jedoch grundsätzlich, und das gilt für jedes Beatmungssystem, daran denken, daß bei der Ventilation junger Säuglinge mit englumigen Trachealtuben deutliche Differenzen zwischen den Druckwerten im System und in der Lunge auftreten können, wenn bei hohen Beatmungsfrequenzen nur eine kurze Inspirationszeit zur Verfügung steht.

Die Überwachung der Sauerstoffkonzentration erfolgt bei uns im Inspirationsschenkel des Kreissystems, damit sowohl zu niedrige als auch zu hohe inspiratorische O_2-Werte erfaßt werden können. Eine entsprechende Sauerstoffüberwachung in Spülgassystemen, wie z. B. dem Kuhn-System, kann nur in der Frischgaszufuhr erfolgen. Der effektive Sauerstoffgehalt für die Beatmung liegt jedoch in Abhängigkeit von der Rückatmung immer tiefer, eine genaue Überwachung der entsprechenden Sauerstoffkonzentration bei der Inspiration ist daher bei Spülgassystemen nicht möglich. Aus diesem Grunde sollten auch die Werte im Frischgas auf $25-30\%\ O_2$ eingestellt werden [3].

Die Bestimmung des Atemzug- und Atemminutenvolumens ist im Kuhn-System mit den bisherigen Geräten nicht praktikabel, im Paedi-System war sie aufgrund der Vorwärtsleckage der Ventile ebenfalls nicht möglich. Eine Neukonstruktion der Ventile ohne Vorwärtsleckage ist z. Z. in Erprobung, so daß in absehbarer Zeit vom System her eine entsprechende Messung möglich sein wird.

Im Kreissystem wird bei Erwachsenen routinemäßig das Atemzug- und Atemminutenvolumen bestimmt. Zweifel an der Genauigkeit solcher Volumenmeßgeräte für das Erwachsenenalter wurden von Link aufgrund seiner Messungen mit dem Volumeter 2000 publiziert [110].

Für das Kindesalter gibt es dazu entsprechende Untersuchungen, die sich v. a. mit der Genauigkeit des Wright-Spirometers befassen. Wilkes [194] hat bei vergleichenden Messungen zwischen einem modifizierten Wright- und einem Krogh-Glockenspirometer bei Neugeborenen die Abweichungen vom Soll-Wert mit Korrekturwerten erfaßt und somit brauchbare Messungen erhalten. Hall et al. [75] prüften das Wright-Spirometer bei einem konstanten und bei einem sinusförmigen Flow. Bei konstantem Flow war bei 1,5 l/min die Abweichung vom Soll-Wert minus 45%, bei sinusförmigem Flow erfolgte überhaupt keine Anzeige. Bei einem Flow von 3,8 l/min lagen die entsprechenden Fehler bei minus 45% bzw. minus 37% und damit in einem nicht tolerablen Bereich. Nunn et al. [128] konnten für das Wright-Spirometer bei hohen Flowwerten eine positive und bei niedrigen Flowwerten eine negative Abweichung vom Soll-Wert messen. Eine deutliche Abhängigkeit bestand dabei auch noch zwischen der Fehlerbreite auf der einen Seite und der Flowcharakteristik, der Atemfrequenz und der postexspiratorischen Pause sowie auch der Gaszusammensetzung auf der anderen Seite. Saner u. Roth [160] modifizierten das Wright-Spirometer für kleine Hubvolumina, um damit im Bereich der Neonatologie das Atemzug- und Atemminutenvolumen bestimmen zu können. Der Totraum dieser Modifikation beträgt 20 ml, so daß es aus diesem Grund bei jungen Säuglingen für eine kontinuierliche Messung zwischen Tubus und Narkosesystem nicht in Frage kommt. Zudem wird durch die Modifikation der Atemwegswiderstand so stark erhöht, daß auch aus diesem Grund diese Lösung als Überwachungsgerät nicht in Frage kommt.

Byles [30] verglich das Wright-Spirometer mit dem Erwachsenenvolumeter. Bei einem konstanten Flow von 4 l/min lag die Abweichung beim Volumeter bei minus 5%, beim Wright-Spirometer dagegen bei minus 39%.

Die Genauigkeit des Kindervolumeters (Fa. Dräger) wurde von Schettler u. Podlesch [162] bei konstantem und intermittierendem Flow untersucht. Bei konstantem Flow war bis zu einem Wert von 2,5 l/min die Anzeige hinreichend genau, während darunter die Werte zu niedrig und darüber die Werte zu hoch angezeigt wurden. Für den Strömungsbereich von 2,2–2,9 l/min, das entspricht den exspiratorischen Stromstärken junger Säuglinge, lag die Abweichung bei ± 5%. Bei intermittierendem Flow dagegen wurden in demselben Bereich bei einer Frequenz von 24 Atemzügen/min Abweichungen von 27–33% gemessen.

Diese vorliegenden Ergebnisse aus der Literatur waren nicht sehr ermutigend und veranlaßten uns, unter standardisierten Bedingungen mit Hilfe wiederum vergleichender Untersuchungen verschiedene Volumenmeßgeräte auf ihre Eignung für den Einsatz im Kindesalter zu überprüfen. Mit dem Versuchsaufbau wollten wir den klinischen Verhältnissen so nah wie möglich kommen, deshalb wählten wir Testlungen mit altersentsprechenden Compliance- und Resistancewerten, ebenfalls wurde die Flowcharakteristik bei der Exspiration berücksichtigt. Das Problem der Unterschiede zwischen trockenen und feuchten Narkosegasen wurden ebenfalls mituntersucht, dabei war jedoch die Plazierung des Befeuchters zu dicht an den Volumenmeßgeräten, so daß die Messungen mit Anfeuchtung nur mit dieser Einschränkung beurteilt werden können. Aus den vergleichenden Messungen läßt sich jedoch klar ableiten, daß die Bestimmung des Atemzug- und des Atemminutenvolumens unter einer Größenordnung für das Atemminutenvolumen von 4 l, das entspricht der Altersgruppe der Säuglinge und Kleinkinder bis zum 4. Lebensjahr [189], mit keinem der von uns getesteten Geräte möglich war. Das galt für das Kindervolumeter 2000 K, für das Volumenmeßgerät LS 75, für das Respirometer Typ Haloscale und für das Spiroflo-Respirometer. Beim Atemminutenvolumen von 4000 ml lieferte nur das Volumeter 2000 K und das Spirometer LS 75 Werte, die genau genug angezeigt wurden (s. Abb. 56–59).

Das bedeutet, daß unterhalb eines Atemminutenvolumens von 4 l, das entspricht den Größen von Säuglingen und Kleinkindern bis zum 4. Lebensjahr, keine praktikable Lösung für die Überwachung des Atemzug- und Atemminutenvolumens einer Narkosebeatmung zur Verfügung steht. Diese eigentlich wünschenswerte Überwachungsgröße muß für diesen Bereich erst noch technisch realisiert werden. Betrachtet man zusätzlich dann noch kritisch die Aussagekraft der Atemzug- oder Atemminutenvolumenbestimmung, so stellt man fest, daß die Messung dieser Größen primär nichts über eine Hypo-, Normo- oder Hyperventilation aussagt. Mit Ausnahme der Angaben von Wawersik [189] sind die in der Literatur vorhandenen Normwerte überwiegend bei wachen, nicht narkotisierten Kindern erhoben worden, so daß die Übertragung dieser Größen auf die Narkosebedingungen nur mit Vorbehalten gemacht werden dürfen. In aller Regel resultiert aus der Einstellung der Beatmung nach diesen Normwerten eine Hyperventilation [84]. Die Volumenmessung bekommt immer erst dann den Wert einer guten Überwachungsgröße, wenn die Einstellung des Atemminutenvolumens, z. B. mit Hilfe einer Blutgasanalyse, überprüft worden ist. Für den weiteren Verlauf und unter der Voraussetzung konstanter Umgebungsfaktoren wird dann diese Größe jedoch sekundär zur wertvollen Hilfe für die weitere Beatmungskontrolle.

Im Gegensatz dazu liefert die endexspiratorische CO_2-Messung einen direkten Zugang zur Steuerung der Beatmung. Solange die Ventilations-Perfusions-Verhältnisse in der Lunge im Normbereich bleiben und die Diffusion von CO_2 nicht gestört ist, sind die Unterschiede zwischen dem arteriellen pCO_2 und dem alveolären pCO_2 unter 1 mmHg (193). Da der alveoläre pCO_2 mit dem endexspiratorischen identisch ist, erhält man über diese Bestimmung Werte, die praktisch mit den arteriellen Partialdrücken des CO_2 identisch sind [81, 129, 165, 193].

Die endexspiratorische CO_2-Messung im Rahmen der Kinderanästhesie stieß anfänglich auf das Problem, daß das Gasvolumen zur CO_2-Analyse groß sein mußte und deshalb dieses Verfahren bei kleinen Kindern nur mit erheblichem Aufwand möglich war. Hinzu kam noch, daß bei Verwendung der Spülgassysteme immer die Möglichkeit bestand, daß bei den Messungen, auch bei denen im Nebenschluß, bei zu geringer exspiratorischer Stromstärke der Patienten Mischanalysen aus der Exspirationsluft und dem Frischgas erfolgen konnten [74, 82, 84, 134, 155].

Je kleiner die Kinder waren, desto aufwendiger und unsicherer wurde das Verfahren. Zudem kamen noch in der Narkose Störmöglichkeiten durch die Interferenz der CO_2-Absorptionsmessung mit anderen Molekülen hinzu, z. B. traf dies für Lachgas oder Wasserdampf zu [165].

Durch die Entwicklung neuer Geräte, die zum einen mit kleinen Gasvolumina für die Analyse auskommen konnten und zum anderen eine Korrekturmöglichkeit für die Störungen durch das Lachgas hatten, bekam die endexspiratorische CO_2-Messung auch für den Bereich der Kinderanästhesie wieder neuen Auftrieb. Unabhängig davon hatten wir uns durch die Entwicklung der Ventilsysteme gute Voraussetzungen dafür geschaffen, daß die Probleme bei der Verwendung der Spülgassysteme in Verbindung mit der endexspiratorischen CO_2-Messung nicht mehr vorhanden waren. Wichtig war natürlich nun, ähnlich wie bei den Spirometern, die Frage, welche Geräte den Anforderungen, die bei der Messung dieser Größen im Kindesalter gestellt wurden, gewachsen waren.

Aus diesem Grund führten wir mit Hilfe unseres Lungenmodells bei 5 im Handel befindlichen CO_2-Meßgeräten wiederum vergleichende Untersuchungen durch. Ausgewählt wurden für diese Testung der Normocap, der Capnograph III, das CO_2-Modul des Sirecust 404, der Capnolog und das Capnometer. Die Atemfrequenz wurde dabei zwischen 10 und 60 Atemhüben/min in 10er Schritten variiert, das Atemzugvolumen wurde zwischen 10 und 100 ml ebenfalls in 10er Abständen verändert. Der Normocap und der Capnograph III arbeiteten für die CO_2-Analyse im Nebenschluß, eine Absaugmenge von jeweils 50 ml/min für kleine Kinder war in beiden Geräten vorhanden. Die 3 anderen Geräte, das CO_2-Modul des Sirecust 404, der Capnolog und das Capnometer führten die Messungen direkt im Atemstrom durch, wobei von den Firmen Siemens und Hewlett-Packard spezielle Kinderküvetten vorlagen. Bei den vergleichenden Untersuchungen mit niedrigen Atemzugvolumina und hohen Atemfrequenzen zeigte sich, daß eigentlich nur das Capnometer in der Lage war, auch die Extrembereiche ausreichend genau zu analysieren (s. Tabelle 40). Mit Einschränkungen bei den Atemzugvolumina von 10 und 20 ml, z. T. auch noch bei 30 ml, galt dies auch noch für den Capnograph III (s. Tabelle 36). Alle anderen Geräte waren unter diesen Testbedingungen, die etwa den Atemgrößen des Säuglingsalters entsprachen, zu ungenau (s. Tabellen 34, 35, 37–39).

Auffallend war bei den Geräten, die im Nebenschluß analysierten, daß bei der niedrigen Absaugmenge von 50 ml/min insgesamt immer schlechtere Ergebnisse herauskamen als bei den entsprechend größeren Absaugmengen von 150 bzw. 500 ml/min (s. Tabellen 35 und

37). Verwunderlich ist auch, daß bei diesen Geräten weder der Kapillardurchmesser noch die Kapillarlänge festgelegt werden. Beide Größen können einen erheblichen Einfluß auf die Absaugmenge ausüben. Probleme bei der Messung im Nebenschluß entstehen noch dadurch, daß auskondensiertes Wasser in der Absaugkapillare zu Verengungen oder sogar zu einem völligen Verschluß führen können. Ein Vorteil dieses Verfahrens liegt jedoch in der Tatsache, daß bei der Überwachung mehrerer Patienten nicht jedes Mal die Meßküvette gewechselt werden muß.

Von den Geräten, die direkt im Atemstrom messen, waren nur 2 für den Einsatz auch bei kleinen Kindern gedacht. Der Capnolog ist nach den Angaben der Firma erst ab einem Hubvolumen von 90 ml aufwärts einzusetzen. Dieses Gerät wurde deshalb nur als Vergleich mitgemessen. Beim CO_2-Modul des Sirecust 404 waren die Ergebnisse mit der Kinderküvette jedoch erst ab einem Hubvolumen von 70 ml akzeptabel, damit lag es nur gering besser als der ausschließlich für Erwachsene konzipierte Capnolog (s. Tabellen 38 und 39). Eine Eigenschaft haben dabei beide Geräte gemeinsam, die zu Problemen führen kann. Die Nullpunkteichung erfolgt mit Hilfe der Inspirationsluft. Da bei einer möglichen Rückatmung von CO_2, z. B. bei defekten Narkosesystemen, dieser CO_2-Wert zu Beginn der Inspiration gleich Null gesetzt wird, werden *falsch niedrige* endexspiratorische Werte angezeigt, die um so niedriger sind, je höher der CO_2-Wert bei der Inspiration ansteigt. Da mit einem solchen Überwachungsgerät aber nicht nur der Normalfall, sondern auch Störfälle erfaßt werden müssen, sollte die Nullpunkteichung immer unabhängig mit einem neutralen Referenzwert erfolgen.

Im Gegensatz zu den Spirometern hatten wir für die endexspiratorische CO_2-Messung zumindest ein Gerät (Capnometer) zur Verfügung, das mit einer speziellen Meßküvette für Säuglinge und einer zweiten für größere Kinder und Erwachsene den gesamten Altersbereich im Rahmen der Narkosebeatmung erfassen konnte.

Das Problem der Beseitigung überschüssiger Narkosegase war für das Kreissystem (Kreisteil 7a) bereits gelöst worden, weil für die Inhalationsnarkosegeräte für Erwachsene die Empfehlung der Deutschen Gesellschaft für Anästhesie und Intensivmedizin aus den Jahren 1979 und 1980 eine solche Vorrichtung bereits vorgesehen wurde. Der entsprechende Text der Empfehlung lautet: „Eine Narkosegasbeseitigung entsprechend den Richtlinien der BG ist sicherzustellen" [57].

Für das Paedi-System war ebenfalls eine entsprechende Vorrichtung primär mit in die Konstruktion eingegangen. Im Gegensatz dazu war bei den anderen Spülgassystemen mit Ausnahme des Bain-Systems eine solche Vorrichtung primär nicht vorgesehen. Bei den erforderlichen hohen Frischgasmengen von 4—8 l/min ist bei Verwendung dieser Systeme die Umgebungsbelastung mit Narkosegasen und Narkosedämpfen sehr hoch, allein über die Zeitdauer von 10 min liegen die Mengen für das Lachgas z. B. zwischen 20 und 60 l/min. Zusatzkonstruktionen, die sekundär das Problem lösen sollten [4, 5, 28, 41, 62, 80, 89, 97, 98, 112, 123, 191, 192], beeinträchtigen oft die primär vorhandene Einfachheit und Sicherheit der Systeme und führten dadurch auch schon zu schwerwiegenden Komplikationen [123, 168].

Betrachtet man alle Ergebnisse zusammen, so lassen sich folgende Schlußfolgerungen ziehen:

Ein normales Erwachsenenkreissystem (Kreisteil 7a), das sich bei der Narkosebeatmung seit Jahren bewährt hat, kann durch das einfache Auswechseln der Beatmungsschläuche und der Endstücke (Ulmer Kindernarkoseset, Fa. Rüsch) in ein voll funktionsfähiges Narkosesystem für Kinder *aller* Altersstufen umgewandelt werden. Die Furcht vor einer unkontrollierbaren Rückatmung durch einen zu großen Totraum oder auch durch eine mangelhafte Ventilfunktion ist nach unseren Untersuchungen bei der Verwendung solcher modifizierter

Schläuche und Endstücke unbegründet. Ebenfalls sind die angeblich erhöhten Systemwiderstände nicht nachweisbar. Legt man die altersentsprechenden Atemstromstärken zugrunde, dann liegen diese Werte eher im unteren als im oberen Toleranzbereich. Aus diesen Gründen sind weder der Totraum noch der Systemwiderstand stichhaltige Argumente gegen den Einsatz modifizierter Kreissysteme im Kindesalter.

Die Vorteile dieses Systems liegen einmal in der einfachen Handhabung, der fehlenden Alterslimitierung, dem niedrigen Frischgasverbrauch, der integrierten Abgasbeseitigung und v. a. in der ausreichenden Vorwärmung und Anfeuchtung der Narkosegase, ohne daß Zusatzgeräte erforderlich sind.

Zusätzlich bietet dieses System alle Voraussetzungen dafür, daß im gesamten Kindesalter die Beatmungsüberwachung mit Hilfe *objektiver* Meßdaten in dem gleichen Maß durchgeführt werden kann, wie sie bei der Überwachung der Ventilation im Erwachsenenalter als selbstverständlich empfunden wird. Der Umfang einer solchen Ventilationskontrolle im Kindesalter muß sich, wie auch bei Erwachsenen, nach dem pulmonalen Risiko des Patienten und der Art

Tabelle 41. Empfehlungen zur intraoperativen Beatmungsüberwachung im Kindesalter in Abhängigkeit von Narkoserisiko und operativem Eingriff (nach dem derzeitigen technischen Stand, 1982)

	Präkord. Stethoskop	Insp. O_2-Messung	Druckmessung	Volumenmessung[a]	Endexsp. CO_2-Messung	Blutgasanalyse
Stufe I Kind ohne pulmonale Risikofaktoren, Beatmung unproblematisch, kurzdauernder operativer Eingriff, wie z. B. Leistenhernien-Op, Nabelhernien-Op usw.	x	x	x	x	nein	nein
Stufe II Kind ohne pulmonale Risikofaktoren, Beatmung nach initialer Einstellung konstant, mittellang oder langdauernder operativer Eingriff, wie z. B. Umstellungsosteotomie, Ureterneueinpflanzung usw.	x	x	x	x	x	kapillär oder arteriell
Stufe III Alle großen operativen Eingriffe im Neugeborenenalter, wie z. B. die Operation eines Enterothorax, einer Ösophagusatresie, einer Omphalozele oder Gastrochisis. Operative Eingriffe bei Frühgeborenen, wie z. B. Verschluß eines offenen Ductus botalli. Kinder mit pulmonalen Risikofaktoren und/oder intraoperativ ständig wechselnden Beatmungsbedingungen	x	x	x	x	x	arteriell

[a] Für Säuglinge und Kleinkinder wünschenswert, z. Z. technisch nicht realisiert.

des operativen Eingriffs richten. Auf dem Boden solcher Überlegungen haben wir ein Indikationsschema entwickelt, das als Empfehlung zur intraoperativen Beatmungsüberwachung im Kindesalter publiziert worden ist [3].

Legt man diese Empfehlungen zugrunde, sieht man, daß die z. Z. noch weit verbreiteten Spülgassysteme eigentlich nur noch für die Versorgung von Kindern der Stufe I in Frage kommen. Ihr Einsatz ist jedoch nur noch dann zu befürworten, wenn eine Druckmessung, eine Sauerstoffmessung im Frischgas und die Beseitigung der überschüssigen Narkosegase in das System integriert sind.

Für die Narkosebeatmung von Kindern der Stufe II und III sind die Spülgassysteme nach unserer Meinung nicht mehr geeignet. Im Gegensatz dazu kann das von uns entwickelte Schlauchsystem für Kinder (Ulmer Kindernarkoseset) in Verbindung mit einem normalen Erwachsenenkreissystem (Kreisteil 7a) in allen Fällen eingesetzt werden, wobei der Umfang der Beatmungsüberwachung dem Risiko des Kindes angepaßt werden kann. Aufgrund des Funktionsprinzips ist die Messung des Atemzug- und Atemminutenvolumens im Kreissystem möglich, sie ist aber für Säuglinge und Kleinkinder technisch z. Z. noch nicht realisiert. Im Gegensatz dazu stehen aber die Sauerstoffmessung im Inspirationsgasgemisch, die Beatmungsdruckmessung und die endexspiratorische CO_2-Messung für alle Altersstufen zur Verfügung.

Aufgrund dieser Ergebnisse lassen sich folgende Schlußfolgerungen ziehen:

Durch unsere experimentellen und klinischen Untersuchungen in Verbindung mit entsprechenden Befunden aus der Literatur konnten wir bei den für die Narkosebeatmung im Kindesalter empfohlenen und routinemäßig eingesetzten Systemen eine Reihe von Nachteilen nachweisen. Ausgehend von dieser Bestandsaufnahme haben wir den Versuch unternommen, durch 2 eigene Neuentwicklungen diese Mängel zu beseitigen. In vergleichenden experimentellen, tierexperimentellen und klinischen Untersuchungen wurden diese neuen Systeme getestet und weiterentwickelt und in eine klinisch anwendbare Konstruktionsform gebracht. In einer abschließenden vergleichenden Untersuchung und Bewertung mit einem in der Kinderanästhesie allgemein empfohlenen und in der klinischen Routine weit verbreiteten Narkosesystem konnten wir zeigen, daß das neu entwickelte halbgeschlossene Kreissystem die größten Vorteile bot. Es wurde v. a. der Nachweis erbracht, daß es in der Kinderanästhesie für *alle* Altersstufen verwendbar ist und in bezug auf die technische Sicherheit, die Ermittlung der notwendigen Überwachungsgrößen und die Beseitigung überschüssiger Narkosegase den bisher verwandten Systemen deutlich überlegen ist. Hervorzuheben ist dabei noch, daß in diesem Kreissystem eine ausreichende Erwärmung und v. a. suffiziente Anfeuchtung der Narkosegase als Voraussetzung für die Erhaltung physiologischer Bedingungen erfolgt, ohne daß Zusatzgeräte erforderlich sind.

7 Zusammenfassung

Zu Beginn unserer Untersuchungen waren im Bereich der Kinderanästhesie die Spülgassysteme für die Narkosebeatmung weit verbreitet. Die Nachteile dieser Systeme lagen, bedingt durch den hohen Frischgasfluß, einmal in einem hohen Verbrauch an Narkosegasen. Dieser hohe Verbrauch war auf der einen Seite unökonomisch und führte auf der anderen Seite zusätzlich noch zu einer erheblichen Umgebungsbelastung, weil die überschüssigen Narkosegase einfach in den Operationssaal abgeleitet wurden. Gesundheitlich Schäden als Folge einer Dauerexposition des dort tätigen Personals wurden zunehmend bewußt und führten bei Narkosesystemen im Erwachsenenbereich zu entsprechenden Schutzvorschriften.

Als weiterer Nachteil schränkten die Spülgassysteme aufgrund ihres Funktionsprinzips im Gegensatz zu den Ventilsystemen bei Erwachsenen den Umfang möglicher *objektiver* Überwachungsmaßnahmen für die Ventilation deutlich ein. Die Messung der Sauerstoffkonzentration im Frischgas und die Beatmungsdruckmessung waren bei den Systemen primär nicht vorgesehen, eine praktikable Lösung für die Messung des Atemzug- und Atemminutenvolumens fehlte und die endexspiratorische CO_2-Messung war aus prinzipiellen Überlegungen von zweifelhaftem Wert. Als Folge davon und aus Furcht vor einer mangelhaften Ventilation wurde in aller Regel mit einem zu hohen O_2-Anteil stark hyperventiliert. Zusätzlich ergab sich noch das Problem, daß die Kinder bei Verwendung der Spülgassysteme mit zu kalten und v. a. zu trockenen Narkosegasen beatmet wurden. Lokale Schleimhautschäden sowie Temperaturverluste über den Entzug von Verdunstungswärme im Respirationstrakt waren die Folge. Um zumindest einen Teil dieser Nachteile für die Narkosebeatmung des Kindesalters zu beseitigen, entwickelten wir zunächst das Paedi-System. Eine weitere Überlegung führte zu einer Modifikation unseres halbgeschlossenen Kreissystems für Erwachsene.

Durch das Austauschen der elastischen und großlumigen Faltenschläuche und der üblichen Endstücke mit dem relativ großen Totraum gegen kleiner dimensionierte Latexspiralschläuche mit neuen Endstücken erhielten wir ein für Kinder aller Altersstufen modifiziertes, halbgeschlossenes Kreissystem.

In vergleichenden experimentellen, tierexperimentellen und klinischen Untersuchungen wurden dann das Kuhn-System als Vertreter der Spülgassysteme, das Paedi-System als Vertreter der halboffenen Ventilsysteme und das für Kinder modifizierte, halbgeschlossene Kreissystem miteinander verglichen.

Die Ergebnisse dieser vergleichenden Untersuchungen lassen sich dabei wie folgt zusammenfassen:

1. Beim Kuhn-System konnten wir die für Spülgassysteme typische Abhängigkeit der Rückatmung von der Relation zwischen der inspiratorischen Atemstromstärke und der Höhe des Frischgasflusses nachweisen. Daraus ergab sich auch die indirekte Abhängigkeit zwischen dem Frischgasfluß und dem Atemminutenvolumen. Bei einer simulierten Spontan-

atmung konnten wir im Experiment eine Rückatmung von mehr als 0,2 Vol.-% CO_2 nur dann verhindern, wenn die Höhe des Frischgasflusses das $2^1/_2$- bis 3fache des Atemminutenvolumens ausmachte.

Das Paedi-System und das von uns für Kinder modifizierte Erwachsenenkreissystem war dagegen rückatmungsfrei, die Ventile in beiden Systemen funktionierten auch bei niedrigen Atemhubvolumina und hohen Atemfrequenzen.

2. Bedingt durch das zirkulierende Gasvolumen wurden Änderungen in der Gaszusammensetzung im halbgeschlossenen Kreissystem langsamer beantwortet als in den beiden anderen halboffenen Narkosesystemen. Die Latenzzeit bis zum Erreichen des eingestellten Soll-Wertes war im Experiment und im Tierversuch für das Kreissystem doppelt so lang, sie blieb aber mit 30 bzw. 40 s bei einem Flow von 4 l/min noch im Sekundenbereich. Bei einer Flowerhöhung von 4 auf 10 l/min im Kreissystem ließ sich diese Latenzzeit im Experiment jedoch von 30 auf 10 s verringern.

3. Mit den vergleichenden arteriellen Blutgasanalysen konnten wir im Tierexperiment zeigen, daß das Umwechseln in beliebiger Reihenfolge vom Kuhn- auf das Paedi- oder auf das Kreissystem keinen Einfluß auf die Ventilationsgrößen hatte. Wir sahen weder unter Spontanatmung noch unter assistierter oder kontrollierter Beatmung irgendwelche Veränderungen, die zu Lasten eines der untersuchten Narkosesysteme gegangen wären.

Das gleiche Ergebnis erbrachten vergleichende klinische Untersuchungen zwischen dem Kuhn- und dem Kreissystem, die mit Hilfe von kapillären Blutgasanalysen und kontinuierlichen transkutanen pO_2-Messungen bei Säuglingen unter Spontanatmung gemacht wurden.

4. Bei den vergleichenden Untersuchungen zur Temperatur des inspiratorischen Gasgemisches zeigten sich im Tierversuch bei einer Raumtemperatur von 21 °C keine relevanten Unterschiede zwischen den 3 Narkosesysteme, bei den klinischen Untersuchungen und einer Raumtemperatur von 26 °C im Median lagen die Werte für das Kreissystem (Median 26,5 °C) jedoch um rund 2,5 °C höher als im Kuhn- (Median 23,75 °C) und Paedi-System (Median 23,5 °C).

5. Erhebliche Unterschiede zwischen den halboffenen Systemen auf der einen und dem halbgeschlossenen Kreissystem auf der anderen Seite fanden wir jedoch bei den vergleichenden Bestimmungen der relativen Feuchtigkeit im inspiratorischen Gasgemisch. Bei den Tierversuchen hatte das halbgeschlossene Kreissystem Werte im Median von 87,2% und lag damit 4- bis 6mal höher als das Kuhn- (Median 23,4%) und Paedi-System (Median 13,65%). Bei den klinischen Untersuchungen waren die Unterschiede ebenfalls deutlich ausgeprägt, der Median für das Kreissystem lag bei 76,75% und damit $2^1/_2$- bis 3mal höher als der Median des Kuhn- (Median 33,25%) und Paedi-Systems (23,45%).

Aufgrund dieser Untersuchungen konnten wir zeigen, daß die in der Kinderanästhesie weit verbreiteten Spülgassysteme z. T. erhebliche Nachteile für die Narkosebeatmung haben. Das Ziel unserer Arbeit lag deshalb in dem Versuch, nach Analyse dieser Mängel durch Neukonstruktionen bessere Narkosesysteme zu entwickeln. Ein erster Schritt war dabei das Paedi-System, das jedoch nicht alle Probleme lösen konnte. Die größten Vorteile bot das Kreissystem. Nachdem wir durch die experimentellen, tierexperimentellen und klinischen Untersuchungen nachweisen konnten, daß durch das einfache Auswechseln der Beatmungsschläuche und der Endstücke (Ulmer Kindernarkoseset) ein normales Erwachsenenkreissystem in ein voll funktionstüchtiges Narkosesystem für Kinder *aller* Altersstufen umgewandelt werden kann, hatten wir ein Narkosesystem zur Verfügung, das folgende Vorteile bot:

1. technische Sicherheit entsprechend dem Standard bei Erwachsenen,
2. einfache Handhabung,
3. niedriger Frischgasverbrauch,
4. integrierte Beseitigung überschüssiger Narkosegase,
5. *ein* Narkosesystem für *alle* Altersgruppen,
6. ausreichende Erwärmung und Anfeuchtung der Narkosegase,
7. Überwachung aller Ventilationsgrößen möglich.

8 Literatur

1. Adams AP (1977) The Bain circuit. Anaesthesia 32:1
2. Adriani J, Griggs T (1953) Rebreathing in paediatric anaesthesia: Recommendations and descriptions of improvements in apparatus. Anesthesiology 14:337
3. Ahnfeld FW, Altemeyer K-H, Bergmann H et al. (1983) Narkosebeatmung im Kindesalter. Springer, Berlin Heidelberg New York Tokyo (Klinische Anästhesiologie und Intensivmedizin, Bd 26)
4. Albert CA, Kwan A, Kim C, Shibuya J, Albert SN (1977) A waste gas scavenging valve for pediatric systems. Anesth Analg 56:291
5. Alsweiler W (1973) System zur Ableitung der Narkosegase beim Kuhn-System. Z Prakt Anästh 8: 393
6. Altemeyer K-H, Breucking E, Rintelen G, Schmitz E, Dick W (1981) Experimentelle und klinische Untersuchungen zur Verwendung verschiedener Narkosesysteme im Säuglingsalter. Anästhesiol Intensivmed 141:95, Bd. 3
7. Altemeyer K-H, Breucking E, Rintelen G, Schmitz JE, Dick W (1982) Vergleichende Untersuchungen zum Einsatz verschiedener Narkosesysteme in der Kinderanästhesie. Anaesthesist 31:271
8. Avery ME, Chernick V, Dutton RE, Permutt S (1963) Ventilatory response to inspired carbon dioxide in infants and adults. J Appl Physiol 18:895
9. Ayre P (1937) Endotracheal anaesthesia for babies: With special reference to hare-lip and cleft palate operations. Anesth Analg 16:330
10. Ayre P (1937) Anaesthesia for intracranial operation. Lancet I:561
11. Ayre P (1956) The T-piece technique. Br J Anaesth 28:520
12. Bain JA, Reid D (1975) A simple way to ventilate babies utilizing a Mark VII bird ventilator and a modified Mapleson „D" breathing circuit. Can Anaesth Soc J 22:202
13. Bain JA, Spoerel WE (1972) A strealined anaesthetic system. Can Anaesth Soc J 19:426
14. Bain JA, Spoerel WE (1973) Flow requirements for a modified Mapleson D system during controlled ventilation. Can Anaesth Soc J 20:629
15. Bain JA, Spoerel WE (1976) Carbon dioxide output in anaesthesia. Can Anaesth Soc J 23:153
16. Bain JA, Spoerel WE (1977) Carbon dioxide output and elimination in children under anaesthesia. Can Anaesth Soc J 24:533
17. Baraka A (1969) PCO_2 control by fresh gas flow during controlled ventilation with a semi-open circuit. Br J Anaesth 41:527
18. Baraka A, Brandstater B, Muallem M, Seraphim C (1969) Rebreathing in a double T-piece system. Br J Anaesth 41:47
19. Bennett EJ, Ignacio A, Patel K, Grundy EM, Dalal FY, Salem MR (1978) The Rees system in infants: Fresh gas flow and $PaCO_2$. M E J Anaesth 5:107
20. Benzer H, Frey R, Hügin W, Mayrhofer O (1977) Lehrbuch der Anästhesiologie, Reanimation und Intensivtherapie. Springer, Berlin Heidelberg New York
21. Benzer H, Frey R, Hügin W, Mayrhofer O (1982) Anaesthesiologie, Intensivmedizin und Reanimatologie, 5. Aufl. Springer, Berlin Heidelberg New York
22. Berry FA, Hughes-Davies DJ (1972) Methods of increasing the humidity and temperature of the inspired gases in the infant circle system. Anesthesiology 37:456
23. Bloomquist ER (1957) Pediatric circle absorber. Anesthesiology 18:787
24. Boys JE, Howells TH (1972) Humidification in anaesthesia. Br J Anaesth 44:879
25. Bracken A, Sanderson DM (1955) Carbon dioxide concentrations found in various anaesthetic circuits. Br J Anaesth 27:428

26. Brock-Utne JG, Downing JW, Holloway AM (1980) A performance evaluation of the Samson paediatric anaesthetic set. S A Med J 58:294

27. Brooks W, Stuart P, Gabel PV (1958) The T-piece technique in anaesthesia: An examination of its fundamental principle. Anesth Analg 37:191

28. Büttner W, Malotki D (1979) Narkosegas-Absaugung für das Jackson-Rees-System. Prakt Anaesth 14:352

29. Burton JDK (1962) Effects of dry anaesthetic gases on the respiratory mucous membrane. Lancet I:235

30. Byles PH (1960) Observations on some continuously-acting spirometers. Br J Anaesth 32:470

31. Byrick RJ (1980) Respiratory compensation during spontaneous ventilation with the Bain circuit. Can Anaesth Soc J 27:2

32. Carden E, Nelson D (1972) A new and highly efficient circuit for paediatric anaesthesia. Can Anaesth Soc J 19:572

33. Chalon J, Loew DAY, Malebranche J (1972) Effects of dry anaesthetic gases on tracheobronchial ciliated epithelium. Anesthesiology 37:338

34. Chalon J, Simon R, Patel C, Ramanathan S, Sessler S, Turndorf H (1978) An infant circuit with a water vaporizer warmed by carbon dioxide neutralization. Anesth Analg 57:307

35. Chalon J, Goldmann C, Amirdivani M, Rothblatt A, Ramanathan S (1979) Humidification in a modified circle system. Anesth Analg 58:216

36. Chalon J, Ali M, Ramanathan S, Turndorf H (1979) The humidification of anaesthetic gases: Its importance and control. Can Anaesth Soc J 26:361

37. Chamney AR (1969) Humidification requirements and techniques. Anaesthesia 24:602

38. Chu YK, Rah KH, Boyan CP (1977) Is the Bain breathing circuit the future anaesthesia system? An evaluation. Anesth Analg 56:84

39. Cobb ML (1979) The experts opine. Surv Anaesth 23:395

40. Conway CM (1976) Alveolar gas relationships during the use of semi-closed rebreathing anaesthetic systems. Br J Anaesth 48:865

41. Dahl HD (1979) Narkosegasabsaugung aus dem Digby-Leigh-Ventil. Prakt Anästh 14:348

42. Dangel P (1983) Die transcutane PO_2- und PCO_2-Messung – eine Möglichkeit zur Narkoseüberwachung bei Kleinkindern. In: Ahnefeld FW, Altemeyer K-H, Bergmann H et al. (Hrsg) Narkosebeatmung im Kindesalter. Springer, Berlin Heidelberg New York Tokyo (Klinische Anästhesiologie und Intensivmedizin, Bd 26)

43. Davenport HT (1973) Paediatric anaesthesia, 2nd edn. Heinemann, London

44. Davies RM, Verner JR, Bracken A (1956) Carbon dioxide elimination from semiclosed systems. Br J Anaesth 28:196

45. Déry R (1973) The evolution of heat and moisture in the respiratory tract during anaesthesia with a non-rebreathing system. Can Anaesth Soc J 20:296

46. Déry R, Pelletier J, Jaques A, Clavet M, Houde JJ (1967) Humidity in anaesthesiology. III. Heat and moisture patterns in the respiratory tract during anaesthesia with the semi-closed system. Can Anaesth Soc J 14:287

47. Dick W (1972) Respiratorischer Flüssigkeits- und Wärmeverlust des Säuglings und Kleinkindes bei künstlicher Beatmung. Springer, Berlin Heidelberg New York (Anaesthesiologie und Wiederbelegung, Bd 62)

48. Dick W, Ahnefeld FW (1976) Kinderanästhesie. Springer, Berlin Heidelberg New York

49. Dick W, Ahnefeld FW (1978) Kinderanästhesie, 2. Aufl. Springer, Berlin Heidelberg New York

50. Dick W, Breucking E (1977) Bemerkung zu der Arbeit von W. E. Spoerel „Ist Atemkalk überflüssig?" Anaesthesist 26:518

51. Dick W, Altemeyer K-H, Schöch G (1977) Das Paedi-System. Ein neues Narkosesystem für Säuglinge und Kleinkinder. Anaesthesist 26:369

52. Doctor NH (1964) A device for mechanical ventilation suitable for newborn and infants during anaesthesia. Br J Anaesth 36:115

53. Documenta Geigy (1960) Wissenschaftliche Tabellen, 6. Aufl. Ciba Geigy, Basel, S 260

54. Droh R (1967) Das Kuhn'sche Kinderbesteck: Ein verbessertes Narkose- und Beatmungsgerät für Säuglinge und Kleinkinder. Anaesthesist 16:248

55. Duc GV, Cumarasam YN (1974) Digital arteriolar oxygen tension as a guide to oxygen therapy of the newborn. Biol Neonate 24:134

56. Dudziak R (1980) Lehrbuch der Anästhesiologie. Schattauer, Stuttgart New York

57. Empfehlung der Deutschen Gesellschaft für Anaesthesiologie und Intensivmedizin (DGAI) (1981) zur Sicherheit medizinisch-technischer Geräte beim Einsatz in der Anästhesiologie. Anästhesiol Intensivmed 10:303

58. Erceg GW (1979) Experts opine. Surv Anaesth 23:395

59. Etheridge FG (1958) Automatic non-rebreathing valve. Br J Anaesth 30:245

60. Farmati O, Quinn JR, Fennell RM (1967) Exfoliative cytology of the intubated larynx in children. Can Anaesth Soc J 14:321

61. Fink BR (1954) A nonrebreathing valve of new design. Anesthesiology 15:471

62. Flowerdew RMM (1979) Coaxial scavenger for paediatric anaesthesia. Can Anaesth Soc J 26:367

63. Freeman AS, Pierre M, Bachmann L (1964) Comparison of spontaneous and controlled breathing during cyclopropane anaesthesia in infants. Anesthesiology 25:597

64. Froese AB (1979) Experts opine. Surv Anaesth 23:395

65. Frumin MJ, Lee ASJ, Papper EM (1959) New valve for nonrebreathing systems. Anesthesiology 20: 383

66. Garg GP (1973) Humidification of the Rees-Ayre T-piece system for neonates. Anesth Analg 52:207

67. Godinez RJ (1979) Experts opine. Surv Anaesth 23:395

68. Goodloe SL, Wolfson B, Siker ES (1979) The effect of minute volume on PCO_2 using the Bain circuit. Anesthesiology 51:379

69. Gostomzyk JG, Eisele G, Bardua R (1972) Gaschromatographische Untersuchungen zur Anflutung, Verteilung und Elimination von Halothan und Penthrane. Z Prakt Anästh 5:244

70. Graff TG, Benson DW (1969) Systematic and pulmonary changes with inhaled humid atmospheres. Anesthesiology 30:199

71. Graff TG, Holzman RS, Benson DW (1964) Acid-base balance in infants during halothane anaesthesia with the use of an adult circle-absorption system. Anesth Analg 43:583

72. Grimmeisen H (1973) Chronische Halothan Exposition. Leberschäden bei Anästhesisten. Anästhesist 22:41

73. Gwilt DJ, Goat VA, Maynard P (1978) The Bain system: Gas flows in small subjects. Br J Anaesth 50:127

74. Hahn N, Schönthal H, Blömer A, Loebell U, Dumm K, Pfeifer H (1961) Die Messung der exspiratorischen CO_2-Konzentration bei Säuglingen. Pflügers Arch Physiol 274:422

75. Hall KD, Reeser FH (1962) Calibration of Wright-respirometer. Anesthesiology 23:126

76. Hamer P (1974) Intratracheale Feuchtigkeitsmessungen bei intubierten Patienten während der Narkose und auf der Intensivstation unter Verwendung verschiedener Befeuchtungssysteme. Prakt Anästh 9:306

77. Hannallah R, Rosales JK (1974) A hazard connected with re-use of the Bain's circuit: A case report. Can Anaesth Soc J 21:511

78. Harrison GA (1964) Ayre's T-piece: A review of its modifications. Br J Anaesth 36:115

79. Harrison GA (1964) The effect of the respiratory flow pattern on rebreathing in a T-piece system. Br J Anaesth 36:206

80. Hatch DJ, Miles R, Wagstaff M (1980) An anaesthetic scavenging system for paediatric and adult use. Anaesthesia 35:496

81. Hatle L, Rosket R (1974) The arterial to end-expiratory carbon dioxide tension and other cardiopulmonary diseases. Chest 66:352

82. Henneberg U (1965) Zur Problematik der fortlaufenden CO_2-Messung in der Atemluft bei Säuglingen und Kleinkindern. Klin Wochenschr 21:1178

83. Henneberg U (1966) Zur Höhe des Frischgasstromes bei Verwendung des Spülsystems nach Magill-Ayre in der Säuglingsanästhesie. Anaesthesist 15:186

84. Henneberg U (1968) Kontrolle der Ventilation in der Neugeborenen- und Säuglingsanästhesie. Springer, Berlin Heidelberg New York (Anästhesiologie und Wiederbelebung, Bd 29)

85. Henville JD, Adams AP (1976) The Bain anaesthetic system. Anaesthesia 31:247

86. Henville JD, Adams AP (1976) A co-axial breathing circuit and scavenging valve. Anaesthesia 31: 257

87. Herden HN, Lawin P (1973) Anästhesie-Fibel. Thieme, Stuttgart

88. Herzog P, Norlander OP, Engström C-G (1964) Ultrasonic generation of aerosol for the humidification of inspired gas during volume-controlled ventilation. Acta Anaesthesiol Scand 8:79

89. Hofmeister I, Tschelebiew E (1974) Eine neue Methode zur Abgasfilterung beim Kuhn'schen System. Anästhesiol Inform 15:151

90. Holm HH, Secher O (1968) A new circle system for paediatric anaesthesia. Acta Anaesthesiol Scand 12:81

91. Hunt KH (1955) Resistance in respiratory valves and canisters. Anesthesiology 16:190

92. Inkster JS (1956) The T-piece technique in anaesthesia. Br J Anaesth 28:512

93. Irmer W, Koss FH (1954) Zur Technik der pädiatrischen Narkose. In: Kilian H, Weese H (Hrsg) Die Narkose. Ein Lehr- und Handbuch. Thieme, Stuttgart

94. ISO (1982) ISO-Normen-Entwurf. ISO/DIS 5369

95. Kain ML, Nunn JF (1967) Fresh gas flow and rebreathing in the Magill circuit with spontaneous respiration. Proc R Soc Med 60:749

96. Kain ML, Nunn JF (1968) Fresh gas economics of the Magill circuit. Anesthesiology 29:964

97. Khouw YH (1976) A method to exhaust anaesthetic gases when using the Loosco system for children with an expiratory valve according to the Water's principle. Acta Anaesthesiol Belg 27:6

98. Khouw YH (1980) Bemerkung zu der Arbeit von W. Büttner und D. Malotki: Narkosegas-Absaugung für das Jackson-Rees-System. Anästh Intensivther Notfallmed 15:443

99. Klein U, Schneider O, Marx U (1980) Künstliche Beatmung in Narkose mit einem modifizierten Mapleson-D-System bei Operationen im Hals-Nasen-Ohren-Bereich. Anaesthesiol Reanimat 5:139

100. Knudsen J, Lomroi IN, Wisborg K (1973) Postoperative pulmonary complications using dry and humiditied anaesthetic gases. Br J Anaesth 45:636

101. Kreuscher H (1977) Gesundheitsrisiko für das Anästhesie- und Operationspersonal. Dtsch Arztbl 74:446

102. Kuhn F (1964) Vorführung eines Kindernarkosegerätes und eines Endotrachealkatheters. Anaesthesist 13:104

103. Ladegaard-Pedersen HJ (1978) A circle without carbon dioxide absorption. Acta Anaesthesiol Scand 22:281

104. Leigh MD, Belton KM (1960) Pediatric anaesthesiology, 2nd edn. MacMillan, New York

105. Leigh MD, Kester HA (1948) Endotracheal anaesthesia for operations of cleft lip and cleft palate. Anesthesiology 9:32

106. Lewis A, Spoerel WE (1961) A modification of Ayre's technique. Can Anaesth Soc J 8:501

107. Lewis GB (1979) The experts opine. Surv Anaesth 23:395

108. Lewis G, Leigh MD (1956) Nonrebreathing valve. Anesthesiology 17:618

109. Lim HS, Graff TD, Benson DW, Kantt O (1965) Ventilatory response of infants to added dead space. Anesthesiology 26:254

110. Link J (1981) Die Genauigkeit des Minuten-Volumeters 2000. Klinikarzt 10:1156

111. Link J, Hövener B (1975) Messungen von Halothan-Konzentrationen im Operationssaal bei verschiedenen Ableitungen, insbesondere bei der Verwendung eines Spülsystems in der Kinderchirurgie. In: Rügheimer E (Hrsg) Kongreßbericht Dt. Ges. f. Anästhesie und Wiederbelebung. Erlangen, S 1112

112. Link J, Henneberg U, Hövener B (1976) Kontrolle der Beatmungsdrucke und Ableitung der Narkosegase beim Spülsystem (Kuhn'sches Besteck) in der Kinderanästhesie. Anaesthesist 25:287

113. Loehning RW, Davis G, Safar P (1964) Rebreathing with „nonrebreathing" valves. Anesthesiology 25:854

114. Lowe SG de C (1956) Discussion on carbon dioxide accumulations in anaesthetic circuits. Proc R Soc Med 49:220

115. Macintosh RR, Pask EA (1957) The testing of life jackets. Br J Ind Med 14:168

116. MacKuanying N, Chalon J (1974) Humidification of anaesthetic gases for children. Anesth Analg 53:387

117. Magill IW (1928) Endotracheal anaesthesia. Proc R Soc Med 22:83

118. Mansell WH (1976) Bain circuit: „The hazard of the hidden tube". Can Anaesth Soc J 23:277

119. Mapleson WW (1954) The elimination of rebreathing in various semi-closed anaesthetic systems. Br J Anaesth 26:323

120. Mapleson WW (1958) Theoretical considerations of the effects of rebreathing in two semi-closed anaesthetic systems. Br Med Bull 14:64

121. McDonald IH (1961) A circle absorber for infants. Br J Anaesth 33:58

122. Metzler H (1978) Kontinuierliche massenspektrometrische CO_2-Messungen beim Bain-System. Anaesthesist 27:346

123. Mor ZF, Stein ED, Orkin LR (1977) A possible hazard in the use of a scavenging system. Anesthesiologie 47:302
124. Neff UB, Burke SF, Thompson R (1968) A venturi circulator for anaesthetic systems. Anesthesiology 29:838
125. Newton NI, Hillmann KM, Varley JG (1981) Automatic ventilation with the Ayre's-T-piece. Anaesthesia 36:22
126. Norman J, Adams AP, Sykes MK (1968) Rebreathing with the Magill attachment. Anaesthesia 23: 75
127. Nunn JF (1962) Predictors for oxygen and carbon dioxide levels during anaesthesia. Anaesthesia 1: 182
128. Nunn JF, Ezi-Ashi T (1962) The accuracy of the respirometer and ventigrator. Br J Anaesth 34:422
129. Nunn JF, Hill DW (1960) Respiratory dead space and arterial to end-tidal CO_2-tension difference in anaesthetized man. J Appl Physiol 15:383
130. Nunn JF, Newmann HC (1964) Inspired gas, rebreathing and apparatus deadspace. Br J Anaesth 36: 5
131. Ohmann C, Dick W, Lotz P, Altemeyer K-H (1981) Klinisch-experimentelle Untersuchungen zur CO_2-Elimination mit Hilfe eines modifizierten Bain-Systems. Anaesth Intensivther Notfallmed 16: 25
132. Onchi Y, Hayashi T, Veyama H (1957) Studies on the Ayre T-piece technique. Far East J Anaesth 1:30
133. Podlesch I (1977) Anästhesie und Intensivbehandlung im Säuglings- und Kindesalter. Thieme, Stuttgart
134. Podlesch I, Dudziak R, Zinganell K (1966) Inspiratory and expiratory carbon dioxide concentrations during halothane anaesthesia in infants. Anesthesiology 27:823
135. Podlesch I, Purschke R, Schettler D (1973) Untersuchungen über die Brauchbarkeit der Nomogramme nach Engström und nach Radford zur künstlichen Beatmung von Säuglingen. Anaesthesist 22: 106
136. Potter CJF (1961) Modified angle piece and expiratory valve. Br J Anaesth 33:666
137. Rackow H (1964) Pulmonary function in the normal infant. Anesthesiology 25:539
138. Rackow H, Salanitre E (1968) A new pediatric circle valve. Anesthesiology 29:833
139. Rackow H, Salanitre E (1969) Modern concepts in pediatric anaesthesiology. Anesthesiology 30:208
140. Ramanathan S, Chalon J, Turndorf H (1975) Humidity output of the Bloomquist infant circle. Anesthesiology 43:679
141. Ramanathan S, Chalon J, Rand P, Turndorf H (1976) Humidity output of the Columbia pediatric circle. Anesth Analg 55:877
142. Ramanathan S, Chalon J, Capan L (1977) Rebreathing characteristics of the Bain anaesthesia circuit. Anesth Analg 57:822
143. Ramanathan S, Gupta U, Chalon J (1979) Homogeneous gas mixtures in the Bain circuit. Anesthesiology 50:170
144. Ramanathan S, Chalon J, Rothblatt AJ, Patel C, Klein GS, Turndorf H (1980) Effects of minute volume increases on the rebreathing characteristics of the Bain anaesthesia circuit during controlled ventilation. Acta Anaesthesiol Scand 24:93
145. Rashad KF, Benson DW (1967) Role of humidity in prevention of hypothermia in infants and children. Anesth Analg 46:712
146. Rashad K, Wilson K, Hurt HH, Graff TD, Benson DW (1967) Effect of humidification of anaesthetic gases on static compliance. Anesth Analg 46:127
147. Rayburn RL (1978) A new concept in controlled ventilation of children with the Bain anaesthetic circuit. Anesthesiology 48:250
148. Rayburn RL, Watson RL (1980) Humidity in children and adults using the controlled partial rebreathing anaesthesia method. Anesthesiology 52:291
149. Rees GJ (1950) Anaesthesia in the newborn. Br Med J II:1419
150. Rees GJ (1960) Paediatric anaesthesia. Br J Anaesth 32:132
151. Rees GJ, Gray TC (1981) Paediatric anaesthesia. Butterworths, London Boston Sydney Wellington Durban Toronto
152. Rendell-Baker L, Soucek DH (1962) New paediatric face-masks and anaesthetic equipment. Br J Med I:1690

153. Revell DG (1959) An improved circulator for closed circle anaesthesia. Can Anaesth Soc J 6:104
154. Reynolds RN (1966) Acid-base equilibrium during cyclopropan anaesthesia and operation in infants. Anesthesiology 27:127
155. Reznik AM, Epstein MAF, Epstein RA (1979) End tidal sampling of CO_2 in infants. Anesthesiology 51:387
156. Rose DK, Froese AB (1979) The regulation of $PaCO_2$ during controlled ventilation of children with a T-piece. Can Anaesth Soc J 26:104
157. Rose DK, Byrick RJ, Froese AB (1978) Carbon dioxide elimination during spontaneous ventilation with a modified Mapleson D system: Studies in a lung model. Can Anaesth Soc J 25:353
158. Ruben H (1955) A new nonrebreathing valve. Anesthesiology 16:643
159. Salem MR, Bennett EJ (1980) Anaesthetic care of pediatric surgical patients. Crit Care Med 8:541
160. Saner H, Roth F (1981) Modifiziertes Wright-Spirometer für Säuglinge und Kleinkinder. Anaesthesist 30:364
161. Sara C (1965) The management of patients with a tracheostomy. Med J Aust 1:99
162. Schettler D, Podlesch I (1971) Methoden der Atemvolumenbestimmung bei Säuglingen. Z Prakt Anaesth 6:294
163. Schöntube E, Schöntube M, Schädlich M (1974) Problematik der Einwirkung gas- und dampfförmiger Narkotika auf das im Operationssaal tätige Personal. Zentralbl Chir 99:1633
164. Schuman RC (1956) Modified nonrebreathing valve. Anesthesiology 17:749
165. Smalhout G, Kalenda Z (1975) An atlas of capnography. Kerckebosch Zeist, the Netherlands
166. Smith RM (1968) Anaesthesia for infants and children, 3rd edn. Mosby, St. Louis
167. Smith RM (1975) The pediatric anaesthesist, 1950–1975. Anesthesiology 43:144
168. Smith RM (1979) The experts opine. Surv Anaesth 23:395
169. Smith RM (1980) Anaesthesia for infants and children, 4th edn. Mosby, St. Louis Toronto London
170. Solimann MG, Laberge R (1978) The use of the Bain circuit in spontaneously breathing pediatric patients. Can Anaesth Soc J 25:276
171. Spoerel WE (1977) Ist Atemkalk überflüssig? Anaesthesist 26:518
172. Spoerel WE (1980) Das Bain-System als universelles Atemsystem. Anaesthesiol Reanimat 5:131
173. Spoerel WE, Aitken RR, Bain JA (1978) Spontaneous respiration with the Bain breathing circuit. Can Anaesth Soc J 25:30
174. Stephen CR, Slater HM (1948) Nonresisting nonrebreathing valve. Anesthesiology 9:550
175. Stephen CR, Ahlgren EW, Bennett EJ (1970) Elements of pediatric anaesthesia, 2nd edn. Thomas, Springfield
176. Steward DJ (1979) Manual of pediatric anaesthesia. Livingstone, New York Edinburgh London
177. Stöcker L (1976) Narkose. Eine Einführung, 4. Aufl. Thieme, Stuttgart New York
178. Stoessel J, Kalff G (1973) Das Risiko von akuter und chronischer Anästhetika-Exposition für OP-Personal und bestehender Gravidität. Z Prakt Anästh 8:311
179a. Sykes MK (1959) Rebreathing during controlled respiration with the Magill attachment. Br J Anaesth 31:247
179b. Sykes MK (1959) Nonrebreathing valves. Br J Anaesth 31:450
180. Sykes MK (1968) Rebreathing circuits. Br J Anaesth 40:666
181. Tempel G, Jelen S (1975) Zur Frage des Gesundheitsrisikos für das Anästhesiepersonal. Z Prakt Anästh 10:185
182. Toremalm NG (1960) Postoperative care and complications after tracheotomy in infants and children. Acta Anaesthesiol Scand 4:105
183. Ver Steeg J, Stevens WC (1966) A comparison of respiratory effort of infants anaesthetized with several adult and pediatric systems. Anesthesiology 27:229
184. Vivori E, Bush GH (1977) Modern aspects of the management of the newborn undergoing operation. Br J Anaesth 49:51
185. Voss TJV (1963) Dead space in paediatric anaesthetic apparatus. Br J Anaesth 35:454
186. Walter F (1978) Narkosebeatmung im Säuglings- und Kleinkindesalter. Anaesth Inform 19:112
187. Waters RM (1924) Clinical scope and utility of carbon dioxide filtration in inhalation anaesthesia. Anesth Analg 3:20
188. Waters DJ, Mapleson WW (1961) Rebreathing during controlled respiration with various semiclosed anaesthetic systems. Br J Anaesth 33:374

189. Wawersik J (1967) Ventilation und Atemmechanik bei Säuglingen und Kleinkindern unter Narkose-
     bedingungen. Springer, Berlin Heidelberg New York (Anaesthesiologie und Wiederbelegung, Bd 24)
190. Wawersik J (1976) Respiratorische Probleme bei der Säuglingsnarkose. In: Ahnefeld FW, Bergmann
     H, Burri C, Dick W, Halmagyi M, Rügheimer E (Hrsg) Klinische Anästhesiologie und Intensivtherapie,
     Bd 12. Springer, Berlin Heidelberg New York
191. Wawersik J (1976) Die Ableitung von Narkosegasen aus einem halboffenen Narkosesystem. An-
     aesthesist 25:537
192. Weng JT, Smith RA, Balsamo JJ, Gooding JM, Kirby RR (1980) A method of scavenging waste
     gases from the Jackson-Rees system. Anaesthesiol Rev 7:35
193. Whitesell R, Asiddao C, Goldmann D, Jablonski J (1981) Relationship between arterial and peak
     expired carbon dioxide pressure during anaesthesia and factors influencing the difference. Anesth
     Analg 60:508
194. Wilkes FCD, Owen-Thomas JB, Swyer PR, Lonn AW (1968) Evaluation of a respirometer for
     neonates. Br J Anaesth 40:61
195. Willis BA, Pender JW, Mapleson WW (1975) Rebreathing in a T-piece: Volunteer and theoretical
     studies of the Jackson-Rees modification of Ayre's T-piece during spontaneous respiration. Br J
     Anaesth 47:1239
196. Wilton TNP, Wilson F (1965) Neonatal anaesthesia. Blackwell, Oxford
197. Witmann R, Doenicke A, Heinrich H, Pausch H (1974) Die abortive Wirkung von Halothan. An-
     aesthesist 23:30
198. Woolmer R, Lind B (1954) Rebreathing with a semi-closed system. Br J Anaesth 26:316

Anaesthesiologie und Intensivmedizin

Anaesthesiology and Intensive Care Medicine

vormals „Anaesthesiologie und Wiederbelebung"
begründet von R.Frey, F.Kern und O.Mayrhofer

Herausgeber: H.Bergmann (Schriftleiter)
J.B.Brückner, M.Gemperle, W.F.Henschel,
O.Mayrhofer, K.Meßmer, K.Peter

Band 148

Regionalanaesthesie

Ergebnisse des Zentraleuropäischen Anaesthesie-
kongresses Berlin 1981
Band 1
Herausgeber: J.B.Brückner
1982. 125 Abbildungen, 43 Tabellen. XIII, 215 Seiten
Broschiert DM 83,-. ISBN 3-540-11744-X

Band 149

Inhalationsanaesthesie heute und morgen

Herausgeber: K.Peter, F.Jesch
Übersetzungen aus dem Englischen
von E.Mertens-Feldbausch
1982. 126 Abbildungen, 19 Tabellen. XII, 276 Seiten
Broschiert DM 42,-. ISBN 3-540-11756-3

Band 150

Inhalation Anaesthesia Today and Tomorrow

Editors: K.Peter, F.Jesch
1982. 126 figures. 272 pages
Soft cover DM 76,-. ISBN 3-540-11757-1

Band 151
H.Marquort

Kontraktionsdynamik des Herzens unter Anaesthetika und Beta-Blockade

Tierexperimentelle Untersuchungen
1983. 137 Abbildungen, 34 Tabellen. XVI, 202 Seiten
Broschiert DM 62,-. ISBN 3-540-11745-8

Band 152

Der Anaesthesist in der Geburtshilfe

Ergebnisse des Zentraleuropäischen Anaesthesie-
kongresses, Berlin 1981
Band 2
Herausgeber: J.B.Brückner
1982. 68 Abbildungen, 19 Tabellen. X, 184 Seiten
Broschiert DM 46,-. ISBN 3-540-11831-4

Band 153

Schmerzbehandlung – Epidurale Opiatanalgesie

Ergebnisse des Zentraleuropäischen Anaesthesie-
kongresses Berlin 1981
Band 3
Herausgeber: J.B.Brückner
1982. 90 Abbildungen, 50 Tabellen.
XII, 194 Seiten (24 Seiten in Englisch)
Broschiert DM 74,-. ISBN 3-540-11830-6

Band 154
R.Larsen

Kontrollierte Hypotension

Durchblutung und Sauerstoffverbrauch des Gehirns
und des Herzens
1983. 20 Abbildungen, 19 Tabellen. VII, 88 Seiten
Broschiert DM 35,-. ISBN 3-540-11921-3

Band 155
K.Inoue

Vagaler Herztonus und Herzfrequenz unter dem Einfluß von Injektionsanaesthetika

Eine Studie an narkotisierten Katzen
1983. 11 Abbildungen, 3 Tabellen. IX, 39 Seiten
Broschiert DM 24,-. ISBN 3-540-12031-9

Band 156

Hämodynamisches Monitoring

Workshop Erbach 14.Mai 1982
Herausgeber: F.Jesch, K.Peter
1983. 97 Abbildungen, 20 Tabellen. VI, 170 Seiten
Broschiert DM 68,-. ISBN 3-540-12093-9

Band 157

Kinderanaesthesie

Prämedikation – Narkoseausleitung
Ergebnisse des Zentraleuropäischen Anaesthesie-
kongresses Berlin 1981
Band 4
Herausgeber: J.B.Brückner
1983. 162 Abbildungen, 75 Tabellen. XIII, 275 Seiten
Broschiert DM 108,-. ISBN 3-540-12153-6

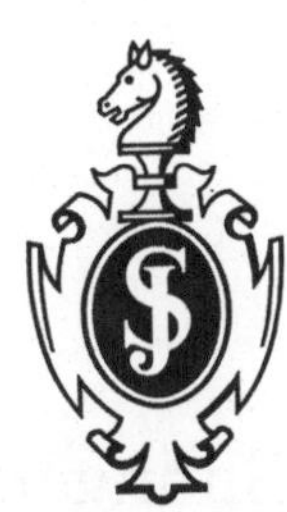

Springer-Verlag
Berlin
Heidelberg
New York
Tokyo

Anaesthesiologie und Intensivmedizin

Anaesthesiology and
Intensive Care Medicine

vormals „Anaesthesiologie und Wiederbelebung"
begründet von R. Frey, F. Kern und O. Mayrhofer

Herausgeber: H. Bergmann (Schriftleiter),
J. B. Brückner, M. Gemperle, W. F. Henschel,
O. Mayrhofer, K. Meßmer, K. Peter

Band 158
Neue Aspekte in der Regionalanaesthesie 3
Plexus- und Epiduralanaesthesie: Technik und
Komplikationen
Opiate epidural, intrathekal
Herausgeber: H. J. Wüst, M. D'Arcy Stanton-Hicks,
M. Zindler
1984. 113 Abbildungen, 67 Tabellen. XV, 250 Seiten.
Broschiert DM 98,-. ISBN 3-540-13023-3

Band 159
G. Sprotte
Thermographic Investigations into the Physiological Basis of Regional Anaesthesia
Translated from the German by D. Roseveare
1985. 20 coloured figures. VIII, 45 pages
Soft cover DM 58,-. ISBN 3-540-12638-4

Band 160
H. Goslinga
Blood Viscosity and Shock
The Role of Hemodilution, Hemoconcentration and
Defibrination
1984. 79 figures, 4 tables. XXVI, 193 pages
Soft cover DM 78,-. ISBN 3-540-12620-1

Band 161
Deutscher Anaesthesiekongreß 1982
Freie Vorträge
Herausgeber: J. Schara
1984. 236 Abbildungen, 107 Tabellen.
XVIII, 393 Seiten
Broschiert DM 158,-. ISBN 3-540-12977-4

Band 162
G. Meuret
Pharmakotherapie in der Reanimation nach Herz-Kreislauf-Stillstand
Untersuchungen an Hunden und an isolierten
Meerschweinchenherzen
1984. 55 Abbildungen, 10 Tabellen. XVII, 116 Seiten
Broschiert DM 78,-. ISBN 3-540-12978-2

Band 163
D. Scheidegger, L. J. Drop
Ionisiertes Kalzium
Seine Messungen und seine kardiovaskulären
Auswirkungen
1984. 30 Abbildungen, 3 Tabellen. X, 57 Seiten
Broschiert DM 34,-. ISBN 3-540-13567-7

Band 164
Das Berufsbild des Anaesthesisten
Herausgeber: J. B. Brückner, P. Uter
1984. 21 Abbildungen, 26 Tabellen. X, 168 Seiten
Broschiert DM 68,-. ISBN 3-540-13467-0

Band 167
Intensive Care and Emergency Medicine
4th International Symposium
Editor: J. L. Vincent
1984. 21 figures, 18 tables. XIII, 190 pages
Soft cover DM 52,-. ISBN 3-540-13412-3

Band 166
J. Sturm
Traumatischer Schock und die Lunge im Experiment
Gefäßschädigung und Volumentherapeutika
1985. 52 Abbildungen, 21 Tabellen. Etwa 144 Seiten
Broschiert DM 59,-. ISBN 3-540-13941-9

Band 168
Anwendungsgebiete der Computertechnologie in Anaesthesie und Intensivmedizin
Herausgeber: H. J. Hartung, P. M. Osswald,
H. J. Bender
1985. 169 Abbildungen. XVII, 225 Seiten
Broschiert DM 98,-. ISBN 3-540-13693-2

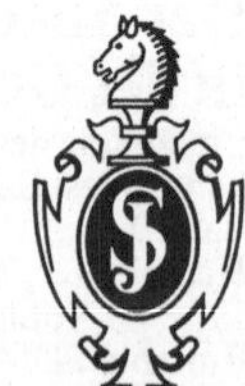

Springer-Verlag Berlin Heidelberg New York Tokyo